清理腦內垃圾的

別再欠下睡眠債！

「熟睡習慣」

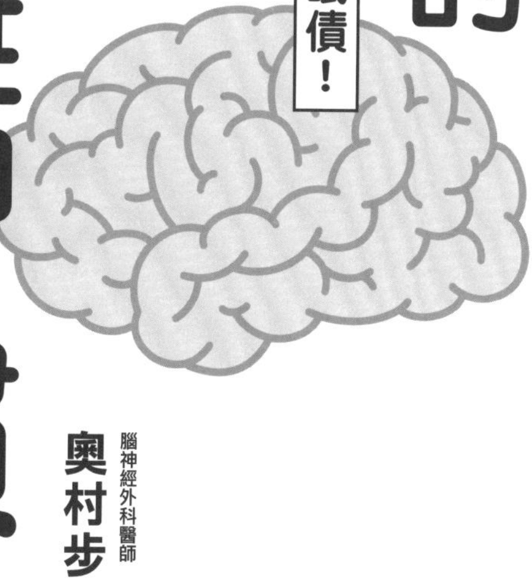

腦神經外科醫師
奧村步

楓葉社

前言

大腦過勞與睡眠負債正在奪取日本的活力！

大家好，最近過得好嗎？每天都有熟睡嗎？

美國職業棒球大聯盟的大谷翔平選手在接受採訪時，被問及「要將二刀流發揮出色，最重要的生活習慣是？」，他的回答是「好好睡覺！」。應該有不少日本人對這個回答感到意外吧？

相信各位都切身地體會到，無論是為了提高工作和做家事的效率，還是為了健康，睡眠有其重要性。然而，大部分的日本人依然不重視睡眠。

我是一位腦神經外科醫生，專門診療「健忘門診」的患者。

在二十年前創立「健忘門診」時，幾乎所有的患者都是患有失智症的年長者。不過，在這十年來，青壯年的患者人數卻大幅增加。

他們是基於「無法提升工作和做家事的效率」、「與他人交談時，會突然想不到適當的詞彙」、「沒辦法消除疲勞感，大腦無法正常運作」等困擾前來就診。

近年來，介於二十到六十歲的（年輕族群）患者已經占了來診數的一半。他們都是遠遠未達罹患失智症年齡的年輕世代。

這個世代的人，之所以記憶力、判斷力和溝通能力下降，主要原因在於**「睡眠負債引起的大腦過勞」**。

在這個資訊化和數位化的社會中，**手機成癮**的現象相當普遍。此外，當前是受到COVID-19疫情、戰爭、國際情勢、日圓貶值、物價上漲與人際關係複雜等因素影響所形成的**「不安時代」**，日本人的大腦已經感到疲憊不堪。

大腦過勞會使人失去活力，**消除大腦疲勞，恢復其功能的最佳辦法就是「良好的睡眠」。換句話說，睡眠的終極目標就是「維修、保養大腦」**。儘管如此，大部分的日本人仍然沒有獲得充足的睡眠。

《懶夫睡漢》（黑澤明執導）這部電影在正值大幅成長的古昭和時代曾經引起熱潮。從那之後，這句話就像諺語一樣在日本扎根。勤勞、認真的日本人對於「好好睡覺」這件事往往會覺得罪惡。在最近ＯＥＣＤ（經濟合作暨發展組織）進行的全球數據比較顯示，「日本人的睡眠時間較其他國家的平均時間**短一個小時以上**」（詳情稍後會說明）。

日本人是睡眠負債風險最高的國家。**睡眠負債必然會導致大腦過勞，大腦過勞則**

是百病之源。因為大腦不僅控制智力、意志、希望和情感，還是身體的指揮中心。

大腦過勞會引起**高血壓**、**糖尿病**等文明病，從而提高罹患**心臟病**、**中風**、**憂鬱症及輕度認知功能障礙（MCI）**的風險。此外，進入老年時期後，**失智症**這一巨大的壁壘將會阻擋在眼前。

在睡眠醫療中，睡眠不足和睡眠負債的定義有所不同。

「因為有心事，昨晚睡不好」這種有意識的睡眠不足，很快就能夠恢復。相對的，**無意識中累積的睡眠不足才是所謂的睡眠負債**。睡眠負債會對生活造成負面影響，其危險程度堪比債務地獄，因此其命名含有敲響警鐘的意思。

本書將針對睡眠負債的機制和實際情況、克服方法進行介紹，大意如下。

1　從保護大腦的醫療現場，介紹實際情況的各種病例。

2　從最新的世界性研究中，剖析阿茲海默症和憂鬱症等腦部疾病與睡眠負債的關係。

3　詳細解釋大腦過勞、「手機失智症」這個新概念。

4　介紹具體的生活實踐方法，以獲得良好的睡眠。

若各位能夠藉由本書，從「維修、保養大腦」的角度來了解睡眠的重要性。並從今天開始實踐**有助於深層睡眠**的小訣竅，養成**熟睡的習慣**，**增強活力、培養希望、預防疾病**，我會深感榮幸。

二〇二三年八月

腦神經外科醫生　奧村 步

大腦過勞

我們的大腦透過視覺、聽覺、嗅覺、味覺和觸覺**這五種感官「輸入」訊息，接著在大腦中名為額葉的地方進行訊息的篩選、整理，最後以言語和行動的方式進行「輸出」。**

然而，當輸入的訊息量過多或是形成「多工處理」，也就是同時試圖處理多個訊息時，大腦會感到極度疲憊。因此，腦內充斥著沒能處理完的訊息，**使大腦就像個垃圾場。這種情況稱為「大腦過勞」**。大腦過勞會導致認知功能下降，引起身心不適。

睡眠負債

「睡眠負債」即是**「睡眠的鉅額債務」**。

睡眠負債與單純的睡眠不足不同。有意識的睡眠不足，例如「昨天熬夜」、「昨晚沒睡好」等，通常只要在第二天好好睡一覺，就能夠恢復。

相對地，**每天無意識地累積一到兩個小時的睡眠不足，最終導致身心健康出問題，這就是睡眠負債**。即使是每天沒什麼自覺地小額借款，塵埃也會積聚成山，不知不覺中就會陷入無法逃脫的債務地獄。**睡眠負債就如同債務地獄一樣可怕**。

睡眠負債會出現以下症狀，身體的不適包括疲勞、免疫力下降、肥胖、糖尿病、高血壓等文明病的情況會加劇。大腦功能失調則包含記憶力、思考力等認知功能下降，情緒不穩定和憂鬱症狀等。

如果睡眠負債引起的問題得不到改善，就有可能面臨高血壓、糖尿病演變成心肌梗塞、中風等重症型文明病的風險。

此外，憂鬱症和輕度認知功能障礙（ＭＣＩ）發展為失智症的危險性也會提高。

輕度認知功能障礙（MCI）

輕度認知功能障礙（MCI）並不是失智症。然而，輕度認知功能障礙患者的記憶力會衰退到無法僅僅用年齡增長來解釋，已經嚴重到自己或周圍的人都能明顯察覺到的「健忘」程度。

患者可能會出現忘記重要約定，或是無法想起對話的來龍去脈等症狀。還可能出現重複詢問相同的問題、無法找到合適詞彙來解釋當下情況等狀況。

換句話說，**輕度認知功能障礙可以說是「失智症的前兆」。不過，並非所有的患者都會罹患失智症**。

在輕度認知功能障礙時期是否採取適當的對策和治療，將成為是否進一步惡化成失智症，或是病情穩定下來，得以維持正常生活的分水嶺。

目次

第2章 擺脫手機成癮，解決大腦過勞與失眠問題

第3章 睡眠負債是一切疾病的根源！

第5章 不依賴藥物的「深層睡眠」實踐法

序章

「深層睡眠」為什麼對守護大腦健康如此重要？

每天睡眠不足是健忘的原因？

「日本人的睡眠時間為全世界最短。」

這是根據OECD（經濟合作暨發展組織）所調查的「國家平均睡眠時間（二〇一八年）」中顯示的數據（參見五十二頁圖表）。

日本人的平均睡眠時間為七小時二十二分鐘，與成員國的平均相比，短了一個小時三分鐘。這個睡眠時間是否足夠，標準當然因世代而異。

首先，我要介紹的是，受「健忘」而苦，前來我診所看診的患者中，「健忘原因為睡眠負債」的典型病例。

【病例1】「睡眠品質是工作效率的關鍵。」

S先生　45歲　男性
症狀：健忘、工作效率差

有一天，S先生來「健忘門診」看診。

S先生最近因為經常忘東忘西、犯下粗心大意的錯誤，導致工作效率降低，感到相當困擾。

事實上，這十年來「健忘門診」的患者年齡逐漸年輕化。三十到五十歲的青壯年來診的比例明顯增加。我認為，原因就在於**日本人普遍背負的「睡眠負債」**。

S先生平時的身體狀況並無大礙，定期健康檢查結果顯示一切正常，健康意識也很高，每週有兩天晚上會去健身房運動。在工作、人際關係等方面沒有問題，精神狀態也很良好。

然而，S先生卻發現自身大腦的工作效率不如以往，於是前來「健忘門診」就診。

於是，我們立即對S先生進行了大腦功能（認知功能）檢查。

結果顯示，其「記憶檢索」（memory retrieval，想起必要事項的能力）、「執行功能」（executive functioning，根據腦中的構思按步驟執行的能力）、創造能力（將記憶片段組合成新事物的能力）均顯著下降。不過，輕度認知功能障礙檢查並未發現異常。

對其症狀，我的診斷結果為「大腦過勞」。這是一種大腦過度疲勞，導致訊息處理能力下降的狀態。

接下來要了解的是，S先生「大腦過勞」的原因。

Dr.O：「S先生，請問您平時的睡眠如何？」

S先生：「我覺得還不錯，應該沒有什麼特別問題。我每天大約睡五個小時……」

Dr.O：「您半夜會常常醒來嗎？」

S先生：「大概會起來上廁所一到兩次。」

S先生四十幾歲，睡眠時間五小時，相對較短。如果進入熟睡狀態，即便膀胱裡有尿液也不會醒來。從對話中可以看出，S先生睡著後，會在半夜醒來。他不是為了上廁所而醒，而是因為淺眠，因此受到尿意影響而醒來。

我進一步詢問。

Dr.O：「您早上會在固定時間起床嗎？」

S先生：「我設定了六點的鬧鐘，但通常在鬧鐘響之前，就會被家裡的狗叫聲吵醒，之後便無法再次入睡，就這樣呈現要睡不睡的狀態。」

這也是一個問題。即便清晨處於快速動眼期睡眠（REM，參照九十二頁），如果身體狀況良好，就算因為一點聲音驚醒，照理說也應該能夠再次入睡。然而，S先生似乎出現了清晨早醒型（early morning awakening）的情況，在起床時間前醒來後，再也無法入睡。

Dr. O：「**我認為您是大腦過勞，造成這個情況的主要原因是睡眠負債。**」

S先生：「大腦過勞？睡眠負債？」

Dr. O：「睡眠負債的影響首先會顯現在大腦中。大腦會在睡眠中整理與處理訊息，為提高白天的工作效率做好準備。大腦會將重要的訊息以重要記憶的形式保存，並捨棄多餘的訊息。此外，大腦也會藉由睡眠消除疲勞，重新打起精神。然而，**當因為睡眠負債導致大腦過勞時，大腦就無法正常地進行整理和處理工作。最後導致腦中像是垃圾場一樣。**在這樣的情況下，白天的工作效率自然無法提高。」

S先生：「那我該怎麼辦比較好？」

Dr. O：「要提高白天大腦的工作效率，唯一的方法就是獲取充足的睡眠。反過來說，熟睡的關鍵在於改善白天的生活習慣。」

S先生在日常生活中養成了本書提議的「熟睡習慣」如下。

- **首先，深入了解睡眠的重要性。**
- **白天時要有獲取充足睡眠的意識。**
- **將運動從晚上去健身房改為早上在公園邊晒太陽邊散步。**
- **晚上十點以後不看手機和電視，改成閱讀或聽音樂。**

在執行上述的方法後，S先生的睡眠品質得到改善，工作效率也隨之提高。

【病例2】「要預防失智症，與其在白天做腦內鍛鍊，不如養成晚上熟睡的習慣。」

K小姐　56歲　女性

症狀：健忘、擔心有輕度認知功能障礙（MCI）的可能性

Dr.O　：「K小姐，今天身體有什麼問題呢？」

K小姐：「醫生，我罹患了輕度認知功能障礙。」

Dr.O　：「您是覺得自己很健忘嗎？」

K小姐：「嗯，我常常忘記和他人有約。家人也說我會重複提起同一件事。而且最近我總是提不起勁，無論是出門還是和人聊天都覺得麻煩。也可能是因為生

活受到COVID-19疫情影響，但我也認為自己罹患輕度認知功能障礙。所以我想說至少該做點腦力訓練……事實上我也做了不少腦力訓練……可是健忘的情況沒有好轉，似乎愈來愈嚴重……」

首先，我們對K小姐進行檢查。結果顯示，她的瞬間記憶（※1）與前瞻性記憶（※2）明顯下降。然而，整體的認知功能依然保持在一定水準，MRI檢查也沒有異常，符合輕度認知功能障礙的診斷標準。

近年來，有愈來愈多人知道要預防失智症，關鍵在於早期發現和早期應對。而且，預防失智症的重要概念是「輕度認知功能障礙（MCI）」。

正如我在第十頁所說的，**「輕度認知功能障礙（MCI）」的狀態是指未達到罹患失智症的程度，但具有罹患失智症的風險**。因此，如果在這個階段透過自身的努力積

※1　瞬間記憶（immediate memory）：大腦的備忘錄功能，是指記憶從腦海中消失後，經過幾分鐘到幾天後再度想起的能力。

※2　前瞻性記憶（prospective memory）：指在腦海中暫時消失的待辦事項，會在適當的時機想起並加以實施的功能。

極預防，有機會能夠避免進一步惡化成失智症。隨著這類訊息的普及，現在於中高年齡層之間掀起了「腦力訓練」的風潮，K小姐也是其中之一。

Dr.O：「K小姐，您的睡眠情況如何？」

K小姐：「沒睡多少啦，老人家根本不用睡這麼多。」

Dr.O：「您才66歲，還沒到老年人的年紀啦。那您大約幾點睡呢？」

K小姐：「我大概晚上十點就躺在床上，但會躺著滑手機到一、兩點才睡著。中間這段期間完全不會覺得想睡覺。」

Dr.O：「早上起來後會去散步嗎？」

K小姐：「雖然晚睡，早上還是會早早醒來。不過經常覺得全身無力，沒什麼心情出門。」

Dr.O：「……」

K小姐：「自從罹患輕度認知功能障礙後，我覺得比起身體應該多用腦，加上疫情的關係，大部分的時間我都待在房間裡。」

從上述的對話可以總結出K小姐的生活習慣：

- **白天缺乏戶外活動，例如晒太陽、在公園散步、與他人互動等，導致睡眠障礙。**
- **由於難以入睡，從而養成手機成癮等妨礙睡眠的習慣。**
- **睡眠不足使她對外出、運動、社交等活動提不起勁。**
- **長期閉門不出的腦力訓練生活。**

這些行為形成惡性循環，引起睡眠負債，加速大腦功能衰退。

Dr. O：「K小姐，睡眠其實對大腦健康和預防失智症相當重要。」

K小姐：「可是如果睡著了，大腦不就不會工作了嗎？應該會愈睡愈遲鈍吧？」

Dr. O：「恰恰相反，**睡眠的過程其實是在預防失智症**。」

K小姐：「？？？」

Dr. O：「失智症的主要原因之一是，大腦中累積了像β澱粉樣蛋白（Amyloid beta）這類的垃圾。不過，我們的大腦其實具有一種能夠『清掃』這些垃圾的功能。」

K小姐：「清掃垃圾？」

Dr. O：「沒錯。而且，**清掃大腦垃圾的作用在熟睡時最為活躍**。因此，若是睡眠不足或無法達到深層睡眠，這些垃圾就會囤積在大腦中，增加罹患失智症的風險。」

K小姐：「所以若要預防失智症，比起腦力訓練，更重要的是睡眠。」

Dr. O：「沒錯。首先，您要恢復身為生物的自然節奏。早上不妨到公園散散步，用五官感受季節的變化。沐浴陽光，欣賞空中的積雲。傾聽小溪潺潺的流水聲或如同管弦樂團般的蟲鳴聲，享受桂花的香氣……」

關於腦力訓練是否具有預防失智症的效果，醫學上尚有爭議。只要確保適當的運動和充足的睡眠，我個人並不反對進行有趣的腦力訓練。不過，以Ｋ小姐來說，我擔心的是，她過於專注在腦力訓練上，以至於忽略了運動和睡眠這些經認證，確定能夠預防失智症的方法。

妨礙「睡眠」會使大腦感到疲憊

本章開頭介紹了兩個病例，分別關於大腦過勞與輕度認知功能障礙（ＭＣＩ）」。

隨著社會逐漸數位化，人們的生活方式也發生了劇烈的變化。而這個趨勢在未來將進一步加速。

如今，無論男女老少，大部分的人都理所當然地將智慧型手機視為「日常生活中不可或缺的工具」。各種手續的線上化、網路購物、無現金支付等，讓大眾在生活中切身體會到數位化的便利性。然而，數位社會在帶來便利的同時，也產生了與以往不同的潛在壓力，使我們的大腦感受到極大的疲勞。

現今的社會生活中，數位化、溝通不良和高齡化等因素相互交織，幾乎所有人都已經處於大腦過勞的狀態，甚至到了必須有意識地進行大腦維修、保養，才能維持健康的程度。

那該如何維修、保養大腦呢？

要讓過勞的大腦恢復健康，目前備受關注的方式是「睡眠」。這並不是單純地睡覺，**關鍵在於要養成達到「深層睡眠」的熟睡習慣。**

☆日本人特有的「看氣氛」個性，使大腦感到疲憊！

即使對自己所處的環境感到厭倦，也無法輕易跨海逃走。因此，日本人積累了許多不讓他人厭惡、考慮到他人心情的生活智慧。

追溯人類的歷史，自類人猿進化成智人以來，挖掘出了許多人類化石，其中有不少頭骨上有像是被石頭擊打致死的痕跡。

這種殺戮並不罕見，人與人之間的衝突導致死亡這種恐懼，經過幾萬年的時間，已深深烙印在我們的腦海中。即便是現今，凶殺案依然層出不窮，而且還有正在戰爭的野蠻國家。

人類的大腦在演化過程中，**發展出「耗費大量腦能量觀察他人表情」這一避免衝突的智慧。**

然而，關注人際關係和周圍事物是一件非常疲憊的事情。而且，**為了顧及他人的**

感受耗費大量能量，對大腦造成了很大的傷害。畢竟大腦本來是為了「讓自己安全、富足、快樂地生活而運作」。然而諷刺的是，生活在需要顧慮人際關係的環境中，卻是使大腦疲憊的主要原因。

☆「數位社會」會引起大腦過勞

因此，本來就讓大腦感到疲憊的人際關係，在數位社會的發展下，進一步加速了人際關係帶來的壓力。在數位社會中，我們需要關注的對象大幅增加。

隨著社群網站等數位媒體成為日常的一部分，我們開始需要兼顧現實生活圈與網路交友圈。為了維持這些關係，大腦在不知不覺中累積了更多疲勞。

最明顯的例子就是智慧型手機的普及。**無論是誰，幾乎都因為手機成癮，接收到過多的訊息，每天都在對大腦造成極大的傷害。**

關於大部分的人都切身感受到的手機成癮問題，將會在第二章詳細說明。

數位化縮短了不必要的時間，本該有更多的自由時間，可以過上更加人性化的生活。

然而，在數位社會中，實際上卻出現了與上述相反的現象。空閒時間完全身陷於智慧型手機的網路和社交媒體中，失去了讓大腦休息的時間，例如與他人自然碰觸、活動身體或與個性溫暖的人交流等。

再加上，在如今這個時代，比起專注處理一件事，同時做多個工作的多工處理更加普遍。即便公與私之間大幅增加的訊息量與多工處理，**使生活本身更加便利，然而大腦卻反而遭到過度使用，甚至達到「大腦過勞」的程度。**

☆「睡眠不足」影響身心健康

在現今的社會中，大腦和身體究竟出了什麼問題？

就如同病例一的S先生，由於大腦過勞導致睡眠品質下降，無法藉由睡眠來恢復，從而使睡眠不足的情況不斷累積，使大腦過勞的程度與日俱增。由此可知，**大腦過勞與睡眠負債息息相關。**

睡眠品質下降導致長期睡眠不足，進而降低白天的工作效率，不斷累積的睡眠不足最終將形成睡眠負債，對身心健康造成威脅。

此外，還有一點也不容忽視：在被稱為高齡化社會的背景下，受到COVID-19疫情等影響，年長者的生活方式正在發生變化。就如同病例二的K小姐，因為白天活動減少，以及與他人交流的頻率下降等，導致生活習慣改變，進而引起睡眠障礙，出現健忘的情況。

除了這些病例外，因為大腦過勞和睡眠負債的惡性循環，還會引發不定愁訴（原因不明的不適症狀），包括各種身體疼痛、不適、失眠和憂鬱等症狀。不過，察覺到這些症狀的根本原因其實是大腦過勞和睡眠負債的人並不多。因此，無法從根本改善症狀，進而使症狀慢性化。

良好的睡眠有助於維修、保養大腦

從以前開始就有人提出疑問：「睡眠好像和身心健康有關？」然而，卻難以證明其中的關係。

不過，最近有許多研究結果顯示「良好的睡眠才能維持大腦健康」。詳細內容將會在第一章介紹，總之，用一句話來說就是**「良好的睡眠可以維修、保養大腦」**。也就是說，目前大眾關注的重點在於，**獲取良好的睡眠，可以大幅減輕大腦過勞的情況**。

說到睡眠，經常會引起紛爭，有人說「睡滿八個小時比較好」，有的人認為「不可以睡太多，睡六個小時即可」。一般來說，最佳睡眠時間是七到八個小時左右，當然，必要睡眠時間因人而異，有六個小時就足夠的人，也有就算睡八個小時也嫌不夠的人。

然而，前提是要先有能夠確保每日睡眠時間的環境和生活習慣。如果想要藉由睡眠來維持大腦的健康，**首先要培養重視睡眠的心態。**

☆大部分的人都忽視睡眠不足

平時規律地睡滿七個小時的人，有天因為某個原因少睡兩個小時，只睡了五個小時。不過，這種情況是睡眠不足，並不算是睡眠負債，熬夜一晚也是相同的道理。

然而，**當這種睡眠不足的日子持續多天，甚至好幾天到好幾週，睡眠不足逐漸慢**

性化後，就會成為睡眠負債。

睡眠負債與大腦過勞相似，會引起健忘和身心不適等問題。放任不管，最終可能會增加罹患失智症的風險，因此，及早發現並採取對策是最好的。

「睡眠不足只要好好睡一覺就好了！」

……想必有人抱持著這樣的想法。若是好好睡一覺就能夠恢復，倒也無須擔心睡眠負債的問題。

不過另一方面，也有這樣的情況：

「明明都睡那麼久了，起床後卻仍然覺得大腦昏昏沉沉的。」

「早早就上床準備睡覺，卻怎麼樣也睡不著。」

「晚上睡覺都沒有熟睡，半夜醒來好幾次。」

如果出現以上這些情況，可能是疲勞的大腦引起的睡眠障礙，必須要制定改善策略。

一旦形成睡眠負債，即便增加兩、三天的睡眠時間，也無法消除睡眠不足的狀態。也有研究報告指出，要解決睡眠負債的問題，確保充足睡眠的時間要持續三到四週。

此外，**「睡懶覺」並不能預防睡眠負債**。即便試圖透過睡懶覺儲存睡眠，也無法在以後拿來彌補睡眠不足的缺口。

☆何謂良好的睡眠品質？

在形成睡眠負債之前，為了獲取良好的睡眠品質，讓疲憊的大腦得到維修、保養，必須了解什麼是必要的，以及要注意的事項。

首先是**「時間」**。

睡眠過短當然不行。睡眠分成兩種，分別是「非快速動眼期睡眠（NREM Sleep）」與「快速動眼期睡眠（REM Sleep）」，兩者組成一個「睡眠週期」，一夜的睡眠由四到六個週期組成。換句話說，適當地重複這個週期需要一定的「時間」。

此外，時間固然重要，但並不能僅靠「睡了幾個小時」來衡量睡眠品質。**人類的大腦配合太陽的運行，「天黑睡覺，天亮起床」來進行活化。**此現象稱為「晝夜節律（circadian rhythm）」，若未依此規律睡覺，大腦和身體將無法徹底重置。

其次，**「在什麼樣的環境睡覺」**也相當重要。

一般都說，**良好的睡眠有三個條件，分別是「黑暗的程度」、「安靜的程度」與「舒適的室溫」**。

如果有「躺在床上也難以入睡」或是「明明睡著了卻覺得好像沒睡」的困擾，建議確認臥室的環境。照明過亮會影響睡眠，但是否應該完全漆黑仍具爭議，不過若是偏愛一點光線都沒有人，當然就沒問題。

相反地，若是屬於環境過度黑暗會感到不安的類型，建議可以開一盞光線微弱的暖色燈，例如橘光等。此外，臥室環境過熱或過冷，也會降低睡眠品質。

最重要的是「深層睡眠」。

深層睡眠不僅能消除疲勞，還可以在睡眠中有效清除體內的老舊廢物（即腦內垃圾），有助於預防失智症。

然而，妨礙「深層睡眠」的主要原因之一，正是手機和電腦螢幕照射出來的藍光。

通常到了晚上，體內的生物時鐘會分泌一種名為「褪黑激素」的激素，促使大腦進入睡眠。褪黑激素是大腦松果體所分泌的激素，具有調節晝夜節律的作用。不過，若是在睡前使用手機螢幕，藍光不僅會干擾睡眠節奏，還會降低褪黑激素的分泌，刺激交感神經，使大腦進入清醒模式。

因此，盯著電腦螢幕到深夜，或是睡前在床上滑手機，可能會導致睡眠障礙。一旦這些行為成為習慣，無形中就會對大腦造成嚴重的傷害。

睡眠能降低罹患失智症的風險

大腦過勞、失眠、憂鬱、高血壓、糖尿病、壓力等生活習慣引起的大腦問題，例如，身心不適、腦中風、輕度認知功能障礙，**只要這些症狀未加以改善，就會像「骨牌效應」一樣演變成失智症**。睡眠受到重視的原因在於，能夠有效防止症狀惡化。尤其是「中高年齡者罹患憂鬱症，會使罹患失智症的風險提高二點一倍」。

現在正是重新檢視自身睡眠功能的好時機。

務必牢記「缺乏睡眠相當於是輕微的大腦損傷，相對的，睡眠則是清掃大腦的過程」，並從「藉由熟睡重置並最佳化大腦功能，恢復身心活力」開始，邁向預防文明病、減少失智風險的生活。

●熟睡帶來的好處

①維持身心健康，保持年輕活力，提升白天的工作效率

②預防憂鬱症、高血壓、糖尿病、腦中風等文明病，降低罹患失智症的風險

③重置大腦，整理腦內資訊，提升記憶力

首先，**以良好睡眠的標準來說**，理想的睡眠時間如先前所述，一般是七到八小時。確切的時間因人而異，但若睡眠時間明顯少於這個範圍，從睡眠中的大腦狀態變化以及睡眠機制（可參見第一章）來看，並沒有獲得良好的睡眠。

另一個**良好睡眠的標準是，能否「熟睡＝深層睡眠」。**如果能夠熟睡，即使睡眠時間稍短，仍然有助於改善大腦疲勞。相反地，早早躺在床上，卻有難以入睡、中途醒來、早醒或無法熟睡等睡眠障礙的症狀，在日積月累下會形成睡眠債務，無法消除大腦疲勞。

●睡眠障礙引發的問題

①難以入睡

躺下後難以入睡，備感壓力。在有煩惱或煩心事的情況下，時常會出現這症狀，在青壯年時期較為常見。

②中途醒來

能夠順利入睡，但在睡覺的過程中會多次醒來，而且醒來後難以再次入睡。這種情況在年長者中較為普遍。

③早醒

早上醒來的時間比預定的起床時間還要早得多，之後難以再次入睡。這種情況在年長者中較為普遍。

④熟睡障礙

睡眠時間充足，卻沒有熟睡的感覺，通常會出現淺眠、做長夢的情況。無論男女老少都可能會有這種症狀。

日本人的睡眠亮紅燈！

接下來，讓我們來看看生活中的實際情況。

在數位社會中，無論年齡或性別，幾乎所有人每天都被工作和家務等繁忙的事物追趕，當有一點空閒時間時，應該會有不少人會想說「那就連其他工作也一併處理好了」、「在做家事的過程中，順便連同其他必須要做的事情一起完成」。

這顯然是處於**多工處理的狀態**，而且這個狀態還是自己一手創造出來的。

從構造的設計來說，人類的大腦只能專注於一件事，例如，無法一邊閱讀一邊接電話。實際上，**如果只是專心在一件事情上，大腦並不會感到那麼疲憊。**

然而，即便現代人知道「專注於一件事情，比較不會疲勞，工作表現也會更好」，卻仍然**自己創造出多工處理的狀態**。

例如，在做一件事情時，腦中還想著其他擔心的事情，或是在工作或做家事時，只是身邊放著智慧型手機，也會形成多工處理的狀態。這是因為，加入了隨時都準備回覆LINE或電子郵件的待辦事項。**因此增加大腦負擔，降低睡眠品質。**

順帶一提，社會上有些人被稱為是「多工處理大師」，不過，這些人看似在同時在處理多項工作，**其實他們只是非常擅長切換工作**。也就是說，乍看下是同時在處理多項工作，實際上在他們的心裡，是一個接一個地切換、處理工作，而不是真的同步進行。

只要能夠像這樣多個工作切換自如，就可以減輕大腦的負擔。然而，大部分的人都無法將工作一一分開，總是這邊做一下那邊做一下，從而導致大腦疲勞。

☆沉迷於資訊大海中會造成睡眠負債

此外，在數位社會中，為了隨時跟上最新訊息，還有為了避免錯過同事或朋友的聯繫，必須要頻繁地用智慧型手機確認電子郵件、LINE、Instagram等。再加上，有不少人在晚上獨處的放鬆時間，會習慣性地觀看YouTube或瀏覽網頁。

良好的睡眠需要良好的入睡狀態。然而，令人遺憾的是，以當今日本人的睡眠情況來說，大部分的人都沒有做到這點。最重要的是，許多人沒有空閒去了解自身的睡眠狀況。

結果導致，人們會在以下的情況下，苦於亞健康狀態。

- **沒有發現自己睡眠品質不佳**
- **沒有發現身體不適的原因在於睡眠**

・許多人無法進入熟睡狀態

長期過著這樣的生活，無論是大腦還是身體都無法得到休息，當然就會對某些方面造成負面影響。

最後的結果是，導致維修、保養大腦的機會銳減。

如先前所述，「良好的睡眠能夠維持大腦健康」，不過如果長期處於失眠、睡眠不足、無法熟睡的狀態，即便試圖睡覺，也無法消除疲勞。正如本章開頭介紹的兩個病例，儘管未達到罹患失智症的程度，認知功能也會明顯下降。而且，睡眠負債造成的大腦過勞，會引起身心不適。

睡眠具有相當重要的作用，能夠幫助重整大腦與身心的疲勞，以及預防憂鬱症、輕度認知功能障礙（MCI）。

然而，現代的生活方式卻正在奪走我們所需的睡眠，從而引起大腦、身心不適。希望大家能夠正視這一點。

☆日本是世界睡眠品質最差的睡眠負債大國

正如二十頁所介紹的，**日本人的失眠情況可謂是世界最糟**，無疑已經成為名副其實的「睡眠負債大國」。而且，在過去幾十年來，日本人的睡眠時間出現逐年縮短的趨勢，從這份數據可以看出，許多日本人並未重視「睡眠」這件事。

OECD會員國平均睡眠時間（2018年）

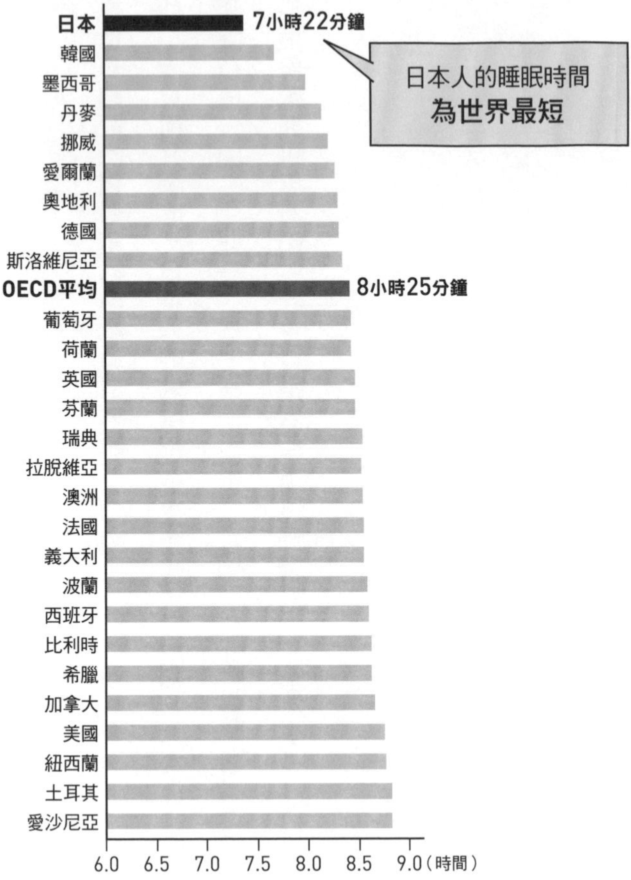

資料來源：OECD（經濟合作暨發展組織）2018年的國際比較調查（Gender Data Portal 2019）

日本厚生勞動省二〇一九年「國民健康・營養調查」顯示，**睡眠時間不滿六小時的人，男性占百分之三十七點五，女性占百分之四十點六。按年齡層來看，三十到五十歲的男性，與四十到五十歲的女性中，超過四成的人口睡眠時間不滿六小時。**

關於睡眠品質的問題，二十到五十歲的人，大部分的人都是回答「白天感到睏倦」，七十歲以上則是回答「半夜醒來後難以再次入睡」。

☆日本人大多缺乏血清素

日本人擁有的基因使他們容易缺乏「血清素」，這是一種對穩定睡眠來說不可或缺的腦內物質。

血清素又名「幸福激素」，是一種腦內神經傳導物質，負責調節多巴胺和正腎上腺素，穩定情緒。除此之外，還有助於讓人早上可以清爽地醒來，並調節自律神經。

血清素正常分泌，會產生積極、正向的情緒，成為快樂生活的動力來源；但如果血清素分泌量降低，則會使多巴胺和正腎上腺素失衡，導致攻擊性提高，並引起焦慮、憂鬱或恐慌症等問題。

近年來已經證實，血清素下降的原因不僅和雌激素分泌的減少有關，也與更年期有著密切關係。

此外，**血清素還跟睡眠息息相關。**

血清素會在清晨分泌，刺激交感神經，使人醒來；到了夜晚，則會與促進分泌良好睡眠所必須的褪黑激素。也就是說，**早上血清素分泌充足，晚上褪黑激素就會順利發揮作用，幫助我們熟睡。**

如果未能建立「晚上熟睡，早上早起活動」的日常，血清素就會減少。

再加上，人際關係帶來的壓力與生活上的焦慮、不滿情緒，也會使血清素的分泌大幅降低。若血清素長期不斷地減少，大腦功能將會下降，引發身體不適。

日本人的血清素本來就容易減少，若又忽視睡眠，將會導致大腦過勞，引起睡眠負債，最終形成失智症的根源。因此，首先要為了熟睡改變想法與改善生活。

睡眠會清掃大腦中的垃圾

睡覺期間也是大腦清掃垃圾的時間。

無論是誰的身體，只要活著就會產生老廢物質（垃圾）。大腦裡會產生一種蛋白質老廢物質，名為「β澱粉樣蛋白」。如果這些垃圾大量堆積在大腦中，會使神經細胞受損，記憶和思考出現問題，從而引發失智症。

不僅年長者會產生β澱粉樣蛋白，只要神經細胞活動，嬰兒和兒童也會出現β澱粉樣蛋白。不過，年輕人的大腦不會累積這些老廢物質，因為大腦具有清掃這些垃圾的功能，這一功能在年輕時會發揮出正常的作用。

從近期的研究得知，這一功能名為膠淋巴系統（Glymphatic system），主要是利用腦脊髓液來清掃腦中的β澱粉樣蛋白。關於膠淋巴系統，之後會於第一章詳細說明。

不過，在此我希望各位務必記住一點：**「睡眠中才會清掃β澱粉樣蛋白」。**睡眠品質良好的嬰兒、兒童和年輕人，可以在睡覺時將β澱粉樣蛋白清除乾淨，因此腦內不會累積垃圾。然而，成年人不僅因為大腦過勞產生大量β澱粉樣蛋白，加上睡眠品質不好，導致無法將β澱粉樣蛋白清掃乾淨，進而累積在大腦中。

要讓膠淋巴系統正常運作，關鍵在於適當的睡眠時間與高品質的睡眠。也就是說，**熟睡習慣會影響大腦的建康。**

COVID-19疫情、後疫情時代，出現失眠症狀的人持續增加

自2020年COVID-19疫情爆發以來，人們的工作方式和生活風格被迫改變。甚至部分因應疫情的對策成為日常生活的一部分，這一情況似乎已經逐漸成為常態。

目前，COVID-19疫情尚未完全結束，但日常生活已經逐漸恢復成疫情前的狀態。不過，外出時與他的人接觸，仍然必須注意一些事項。長期過著這種強迫性的緊張生活，壓力和焦慮不僅無法得到緩解，還會逐漸增加。

疫情期間，首當其衝的是運動量下降，其次是與他人接觸的次數自然而然地減

少，以及過度使用智慧型手機，造成白天整體工作和生活效率降低，忽視規律的生活作息。結果導致，大腦疲勞和睡眠負債的情況急速惡化。

儘管在疫情期間因為遠距工作帶來了便利性，但這也進一步加劇數位化，使大腦感到更加疲勞。

此外，還有運動不足、宅居生活，以及晝夜的生活界線變得模糊等問題。由於白天與夜晚、工作和私生活的界線不再明確，出現就寢時間逐漸推遲，睡眠習慣不規律的現象。

這顯然對睡眠產生不良影響。

由於疫情使壓力增加、生活方式改變，白天的工作效率下降，這種緊張和不安至今仍未消弭，導致感到睡眠不足和失眠的人增加。如果再不改善無法熟睡的生活，將會引發大腦疲勞和睡眠負債，最終惡化成失智症。

疫情引起的生活變化，讓許多人大腦過勞與睡眠負債的問題加劇，憂鬱症和輕度認知功能障礙（MCI）症狀惡化。此外，因為失眠和生活變化，輕度認知功能障礙演變成失智症的案例明顯增加。

中老年人的慢性失眠恐在未來導致失智症

中老年人在步入退休生活後，不再需要通勤，過去以工作為中心的時間安排隨之改變，生活方式也發生極大的變化。日常生活節奏的變化，會對睡眠品質造成顯著的影響。

在踏入退休生活，不再受限於白天工作的節奏後，行動（活動）就會缺乏規律，使白天活動力降低。此外，還會出現晝夜顛倒的情況，白天和夜晚之間的區隔不再明確，導致白天常常精神渙散，夜晚難以入睡，最終導致身體感到不適，進而引發失眠問題。

這種情況是一種危險訊號。

中老年人身體不適的關鍵字是睡眠障礙。由於「日夜界線模糊導致失眠」這個惡性循環，使最容易出現大腦過勞和睡眠負債問題的中老年人，慢性失眠的症狀愈來愈嚴重。這也是將來演變成失智症的原因之一。

而日本人相當長壽，也是「日本人容易罹患失智症」的明確原因之一。

根據日本厚生勞動省令和四年簡易生命表二〇二二，日本人的平均壽命，男性為八十一點五歲，女性為八十七點九歲，在全球壽命排行中也相當頂尖，男性位居第三，女性更是高居第一。長壽的原因有很多，例如完善的醫療制度、營養均衡的飲食文化等。

然而，隨著年齡的增長，罹患失智症的風險也會提高。由於日本人的長壽程度遠遠超越他國，**即便從全球的角度來看，日本也可以稱為失智症大國，同時還是大腦過勞人口眾多的國家。**

原因不明的不適，其實是由睡眠負債引起的大腦錯誤運作！

隨著睡眠負債加劇，日常生活中會出現一些「自己無法找到明確的原因，也猜想不到真正原因」的身心不適，一般稱之為「不定愁訴」。

例如，原因不明的疼痛、暈眩、走路不穩、情緒低落，以及煩躁等症狀（參見下圖），一般會籠統地歸類為精神狀態不佳。

大腦過勞・睡眠負債造成的身心不適

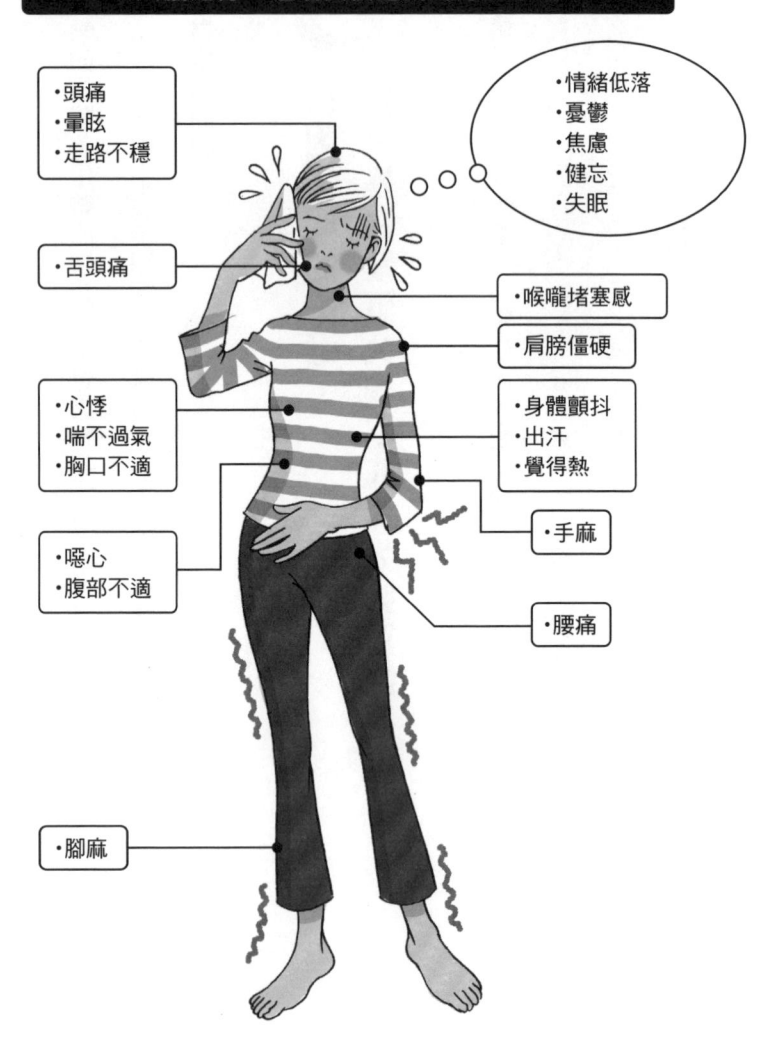

・頭痛
・暈眩
・走路不穩
・情緒低落
・憂鬱
・焦慮
・健忘
・失眠
・舌頭痛
・喉嚨堵塞感
・肩膀僵硬
・心悸
・喘不過氣
・胸口不適
・身體顫抖
・出汗
・覺得熱
・手麻
・噁心
・腹部不適
・腰痛
・腳麻

然而，這些症狀其實是大腦發出**「大腦正在受損」**，與長期睡眠不足**「形成睡眠負債」**的訊號。這些訊號有時會以錯誤動作的方式來呈現身心不適。

「不定愁訴」是絕對不容忽視的不適，其背後往往隱藏「大腦過勞與睡眠負債」這些嚴重的問題。

如果任由這種狀態發展，不僅是中老年人，年輕人將來也極有可能面臨罹患失智症的風險。

不過，這一切仍可挽回。

首先要做的是，讓疲憊的大腦恢復健康狀態。達成這一目標的關鍵正是「良好的睡眠」。

第 1 章

在睡眠期間清洗大腦垃圾的功能有助於預防失智症

大腦過勞與睡眠負債導致失智症患者增加！

過去早已有人提過失智症與睡眠障礙之間的密切關係。

根據五十二頁所介紹的數據，日本人的失眠情況為全球最糟，由此可看出失智症和睡眠障礙之間有著密切的關係。接下來要看的是同樣由ＯＥＣＤ（經濟合作暨發展組織）進行調查，關於「各國失智症罹患率預估（二〇二一年）」的數據。

這項資料以「每千人中失智症患者數量」呈現，顯示了ＯＥＣＤ成員國及其他主要國家，共四十四國的二〇二一年實際數據與二〇五〇年預測數值的人口與失智症患者比例。

數據顯示，ＯＥＣＤ的平均數為每千人有十五點七人罹患失智症。相較之下，

每千人中失智症患者數量・2021年與2050年預測

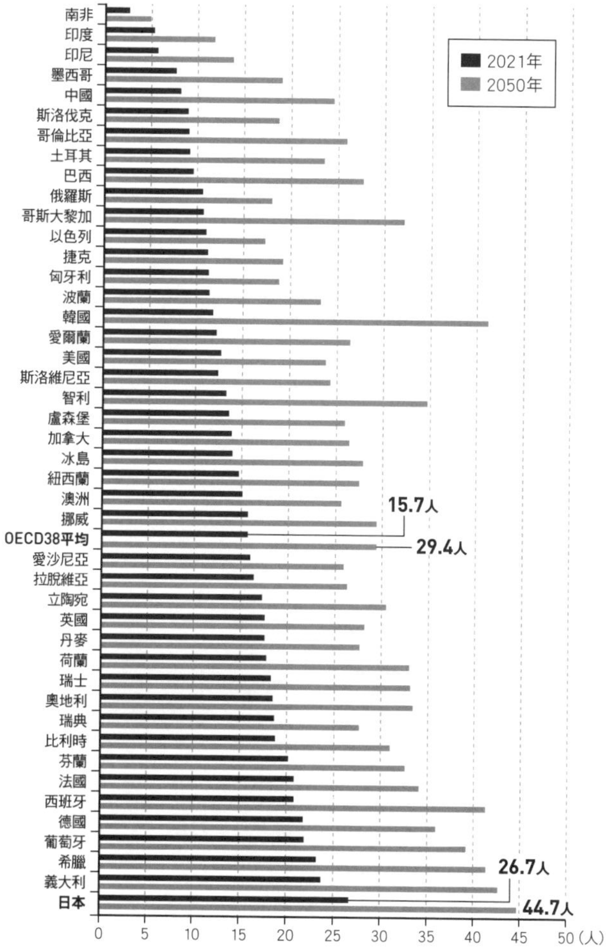

資料來源：根據OECD iLibrary製作

日本遙遙領先，以每千人有二十六點七人居首。此外，根據二〇五〇年的預測數值，OECD的平均數為每千人二十九點四，日本則是高達每千人有四十四點七人，由此可得知失智症患者的數量將會持續增加。

至今也有許多針對失智症患者增加的警示。有證據為證的首份報告是二〇一二年，田隆醫生的研究團隊進行調查，由日本厚生勞動省所發布的數據。此報告指出，日本的失智症患者人數約為四百六十二萬人，而失智症預備軍，罹患輕度認知功能障礙的人數則與前者幾乎相同，大約四百萬人。預計到二〇二五年時，失智症患者人數將會超過七百萬人，**這代表六十五歲以上的年長者中，每五個人就有一個人罹患失智症**，這個結果相當驚人。**「能不能順利度過六十五歲這道關卡」**也可以說是，是否罹患失智症的命運十字路口。

從這些數據中也可得知，日本是全世界睡眠負債最嚴重的國家，所以才會成為失智症大國。

此外，根據近期的研究，失智症患者中，有百分之五十至百分之八十的人有睡眠障礙的問題。同時也指出，失眠和憂鬱症是演變成失智症的一大危險因素。

睡眠障礙和失智症的關係就如同「是先有雞還是先有蛋？」一樣難以釐清。

無論如何，現階段保護大腦健康，預防失智症的有效方法之一便是睡眠。其中，大眾對於**「熟睡習慣」**的關注度正日益增加。

只要能夠熟睡，即便睡眠時間稍短，也不會造成睡眠負債。反之，若無法熟睡，就算睡眠時間充足，也無法消除睡眠負債。

日本人的睡眠時間極短，**不過實際上，比起時間長短，更大的問題在於有許多人無法達到熟睡的狀態。**

阿茲海默症的元凶——
「β澱粉樣蛋白假說」的最新資訊

現代人手持的劇本是，置身於妨礙睡眠的資訊大海中，導致大腦感到疲憊，陷入大腦過勞，無法處理資訊的狀態，最終邁向老年失智症的末路。

失智症是指大腦出現問題，對生活造成影響的狀態，並非單一的疾病名稱。其成因多達一百多種！

其中最常見的是，由於大腦內堆積名為「β澱粉樣蛋白」的垃圾（老廢物質），而引起的阿茲海默型失智症（阿茲海默症）。據統計，此類型的失智症占所有失智症的百分之七十。

也就是說，**阿茲海默型失智症與睡眠負債之間，存在著非常密切的因果關係！**

因此，本章將聚焦於阿茲海默型失智症，介紹最新的研究發現，說明失智症與睡眠負債之間的關聯性。

☆阿茲海默博士發現的「腦內垃圾」

在人類的歷史中，阿茲海默型失智症是近年才出現的失智症。世界上首例患者的報告發表於一九〇六年，距離現在僅百餘年。

一九〇一年，有一位名叫奧古斯特的五十一歲女性，她到位於德國法蘭克福的一家大腦專門醫院辦理住院。她表現出典型的失智症症狀，例如明顯的記憶障礙和嫉妒妄想等。她當時的主治醫生正是阿茲海默博士。

在那個時代，說到失智症，通常都是因中風或梅毒等疾病所引起。阿茲海默博士認為，這位女性的症狀無法歸類到任何已知的疾病中。

在那位女士去世後，博士解剖了她的大腦，利用顯微鏡仔細觀察，發現其大腦內部漂浮著咖啡色的垃圾（老人斑）。

於是博士發表了他的論點——「這些垃圾正是造成失智症的根本原因」。

☆堆積在大腦裡的是「身體排出的垃圾」

一百多年後的今天，已經得知咖啡色垃圾的真實身分是一種名為「β澱粉樣蛋白」的「不正常」蛋白質。

雖稱其為「不正常」，β澱粉樣蛋白並不像COVID-19病毒那樣是從外在入侵人體的物質。β澱粉樣蛋白是，從患者本身使用過的神經細胞殘骸中所形成的蛋白質。

也就是說，**造成失智症的原因是「源自於身體的垃圾」。**

腦部類澱粉蛋白正子造影的大腦掃描照

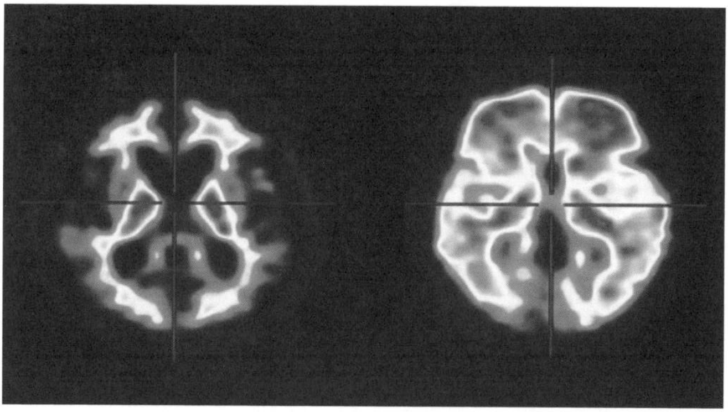

健康的人　　　　**阿茲海默症型失智症患者**

圖片中白色較深的部分（掃描照是紅色至黃色）代表β澱粉樣蛋白沉澱。在右圖阿茲海默型失智症患者的大腦皮層中，可以清楚看到β澱粉樣蛋白大範圍地沉澱。

資料來源：作者提供

這種大腦中的垃圾（老人斑）並非只會出現在年長者身上。從最近的研究可得知，**嬰兒和兒童的大腦也會產生β澱粉樣蛋白。**不過，**垃圾並不會堆積在嬰兒和兒童的大腦中。**這是因為，年輕大腦的清掃功能相當強大。

反之，**隨著年齡增長，清掃功能逐漸減弱**，於是β澱粉樣蛋白開始在大腦各處聚集（纖維絲），接著就是一步一步邁入「失智症預備軍」——輕度認知功能障礙（MCI）的狀態。

如今，我們不必再像阿茲海默博士那樣解剖大腦，只需利用「類澱粉蛋白正子造影」（Amyloid PET，七十三頁的掃描圖）就能夠看到活體大腦中的β澱粉樣蛋白。由於這項技術的進步，目前能夠準確得知大腦中的β澱粉樣蛋白大約是從幾歲開始堆積。

β澱粉樣蛋白從40歲就開始堆積！

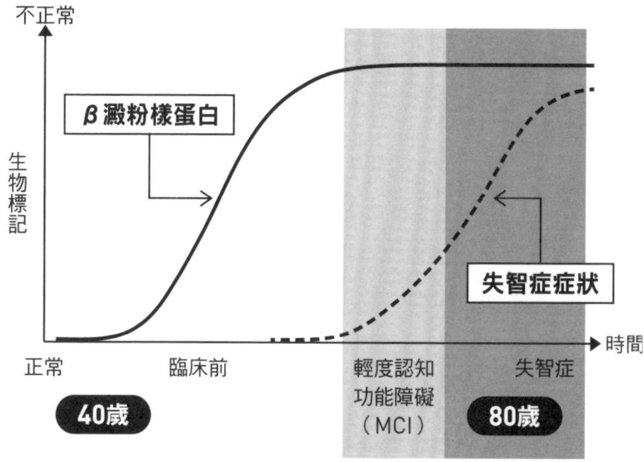

β澱粉樣蛋白增加與睡眠出現問題的年齡層一致。

前頁圖表是八十歲罹患失智症的模板。從中可以看出，β澱粉樣蛋白開始堆積的時間，遠早於失智症症狀出現時。

四十幾歲是β澱粉樣蛋白開始堆積，同時也是人們開始察覺到睡眠負債，身心感到愈來愈疲勞的時期。

換句話說，到了這個年齡，大腦的清掃功能無法跟上垃圾產生的速度，進而開始堆積β澱粉樣蛋白。如果在這個時期沒有改善生活習慣，讓腦內的垃圾不斷增加，「塵埃就會積聚成山」。隨著年齡的增長，最終會面臨罹患失智症的情況。

☆失智症與長壽的關係

阿茲海默型失智症在人類的失智症中可以說是「新人」。

因為「直到一百年前，人類的壽命都不長」。

在過去平均壽命只有五十歲的時代，得益於大腦的清掃功能，在β澱粉樣蛋白累積到那種程度前人類就已經過世。然而，在過去的一百年裡，人類的壽命快速增加。如今，在平均可以活到八、九十歲的時代，阿茲海默型失智症可以說是人類的「宿命」。

隨著年齡的增長，無法避免腦中出現垃圾。不過，若是能夠維持年輕時的清掃能力，預防失智症的機率將會提高。科學研究已經快要查明大腦清掃β澱粉樣蛋白功能的結構。只要理解、活用這個知識，就能夠大大增加預防失智症的可能性。

膠淋巴系統能清除腦內垃圾

人們常說「大腦就像是蒙著一層神祕的面紗」。

這句話其實是用較為感性的方式來表達「大腦是人體器官中構造最為複雜的部

分，至今尚未完全解析清楚」這句話。然而，在醫療方面，其實「神祕的面紗」並非只是一種比喻，**而是真實存在的物理現象——大腦確實蓋著一層神祕的面紗。**

那層面紗是指一種名為**「腦脊髓液」**的透明液體。

☆「腦脊髓液」包裹、保護大腦

在進行神經外科手術時，腦神經外科醫生會用比喻的方式向患者及其家屬進行說明，以便讓他們了解「腦脊髓液」的概念，具體如下。

「大腦在頭蓋骨內，周圍包裹著一種無色透明、名為腦脊髓液的液體。那個狀態就像超市賣的『與水一起密封在盒子裡的豆腐』。密封盒子是頭蓋骨，豆腐是大腦。大腦在頭蓋骨內與包裝裡的豆腐裡相同，都泡在水裡。」

這個比喻相當貼切，準確地描述了大腦的構造。

即便不小心失手讓整盒豆腐掉到地上，裡面的豆腐也不會摔碎，因為盒子裡的水發揮出緩衝的作用。同樣地，堅固厚實的頭骨與柔軟的腦脊髓液，會在頭部受到衝擊時保護大腦。

然而，腦脊髓液和豆腐盒裡的水有個極大的差異，即豆腐盒一旦密封，就不用再替換裡面的水，相反地，**腦脊髓液會週期性地持續更換**。

腦脊髓液存在於包裹腦脊髓的蛛網膜與腦脊髓之間，極薄、狹窄的空間，總容量大約為一百二十毫升。

腦脊髓液每天都會在名為腦室（大腦深處的空間）的部位產生約五百毫升，從深處往大腦表面循環流動，覆蓋整個腦脊髓，並將陳舊的腦脊髓液排放到大腦表面的靜脈中。

每天排出的腦脊髓量與產生的量同為五百毫升。換句話說，大腦中的總量始終都相同，但腦脊髓液本身一天大約會更換四次左右（500÷120≒4）。

「湍流的河水奔流不息未曾中斷，雖是如此，此時的河水已不是原來的河水」這是鴨長明的著作《方丈記》中的開頭。腦脊髓液就像這條河流中的水，不斷流動、持續更替。

一般認為，像這樣積極流動的腦脊髓液，在大腦的新陳代謝中扮演著重要的角色，例如，輸送營養物質以及排除老廢物質。近年來還發現了，腦脊髓液對於排出與失智症相關的β澱粉樣蛋白有著重要作用。

正是**透過腦脊髓液「清洗」**大腦裡的垃圾。

☆「排出腦內垃圾」的大發現！

人體內的老廢物質會透過血液或淋巴液排出體外，若流動不順暢，老廢物質就會殘留在體內，對身體產生負面影響。這就是所謂的淋巴系統。

例如，腳水腫時，有些人會說「因為淋巴循環不良！」，並採取淋巴按摩等改善的行動。但由於大腦中並沒有淋巴管，因此，過去普遍認為，腦內並沒有可以排出老廢物質的淋巴系統。

然而，最近的研究發現，大腦其實擁有與身體淋巴系統作用相似，能夠排出老廢物質的構造。

這個構造就是於二〇一二年，美國羅徹斯特大學的尼德佳德等人所發現的膠淋巴系統（Glymphatic system）。

「膠淋巴系統（Glymphatic system）」由「膠細胞（glia）」與「淋巴系統（lympatic）」兩個詞彙組合而成，是發現者尼德佳德等人提議的複合詞。

所以「膠淋巴系統」是什麼呢？這裡用左圖來表示腦脊髓液「清洗」β澱粉樣蛋白的構造。

在大腦表面循環的腦脊髓液，會沿著動脈血管周圍的空間流入大腦內部。隨後，腦脊髓液會透過緊貼血管周圍的膠細胞（glia）的水通道蛋白4（Aquaporin-4）流入腦內，並轉換為「膠淋巴液」。此液體會按照圖中的箭頭方向，流向靜脈那側的血管周圍空間。

接著，含有老廢物質的膠淋巴系統，從靜脈那側的膠細胞突起末端的水通道蛋白4排出至腦脊髓液的空間。在這一腦內流動的過程中，會順帶清洗β澱粉樣蛋白（●），將之排出體外。

作為有助於排出與失智症有關之β澱粉樣蛋白的系統，膠淋巴系統的發現無疑是一項重大的突破。而且，正如以下所述，**這一系統也證明了睡眠與失智症之間有著密切的關係。**

腦脊髓液清掃 β 澱粉樣蛋白的構造

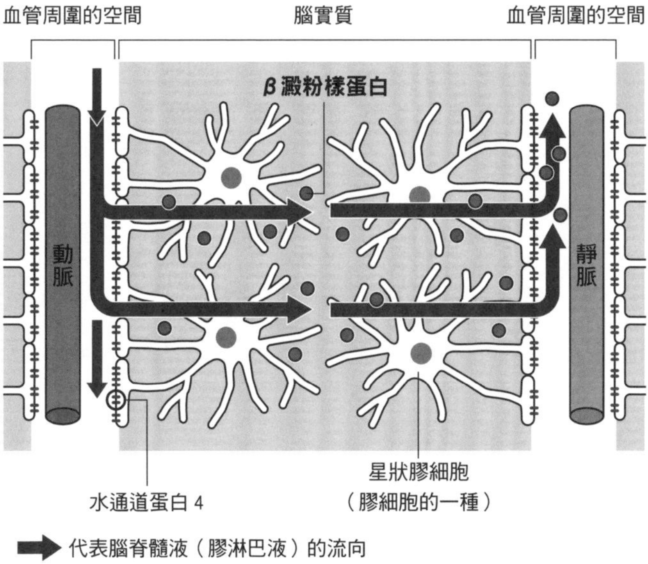

星狀膠細胞是膠細胞的一種，會在睡眠期間，發揮出清掃大腦的作用。

資料來源：根據尼德佳德等人的論文（2015）製作

☆在熟睡時清掃β澱粉樣蛋白！

過去就已經透過動物實驗，針對睡眠與β澱粉樣蛋白堆積之間的關係進行各種研究。

最近史丹佛大學的睡眠研究所發表的研究結果表示：「對攜帶容易罹患阿茲海默症基因的老鼠施加壓力，干擾其睡眠，β澱粉樣蛋白就會大量堆積」；「讓老鼠服下安眠藥，使其熟睡，β澱粉樣蛋白便難以堆積」。從這些研究報告可以明顯看出，睡眠與失智症的關係。

●在老鼠實驗中得知的事項

①睡眠期間，β澱粉樣蛋白的清除率是清醒時的兩倍。

②清醒時膠淋巴液較少，睡眠時流入膠淋巴系統的腦脊髓液會顯著增加。

③在睡眠期間，間質空間（膠淋巴液流向靜脈周圍空間時，會通過的細胞間空

間）比清醒時拓寬百分之六十以上。

④即便讓老鼠服用安眠藥或施以麻醉，使其進入睡眠狀態，腦脊髓液流入膠淋巴系統也會大幅增加，從而使β澱粉樣蛋白累積率下降。

●根據這項研究結果來思考……

①清醒期間，腦內會分泌正腎上腺素，活化神經細胞，使腦內的血液流量增加。另一方面，腦脊髓液的流動範圍會縮小。

②相反地，睡眠期間，正腎上腺素的分泌受到抑制，神經細胞的活動力下降，腦內血液流量減少。另一方面，腦內膠細胞突起等縮小，細胞空間擴大，促使腦脊髓液流動更加順暢。

③即便藉由安眠藥或麻醉等方式抑制正腎上腺素（人工製造的睡眠狀態），腦脊髓液的流動也會改善。

此外，不僅是動物實驗，以人類為對象的研究也得出相同的數據。以下來看看二〇一九年十月刊登於《科學》雜誌的波士頓大學研究。

此研究的對象為人類。為了重現生理性睡眠，實驗從半夜十二點開始進行，被實驗者會配戴腦波計，在核磁共振（MRI）設備中進入睡眠。也就是說，研究人員透過腦波確認睡眠狀態的同時，也在測量腦內的血液流量與腦脊髓液的動態。

結果顯示，「人在熟睡（非快速動眼期睡眠）時，與正腎上腺素有關的神經細胞活動會降低，腦內血液流量停滯；與之相反，腦脊髓液的流動會更加活躍」。

換句話說，人類與老鼠一樣，「在熟睡期間，膠細胞（glia）會從水通道蛋白4（Aquaporin-4）積極吸收腦脊髓液，使腦內組織的空間擴大，減少組織阻力，從而拓寬清掃β澱粉樣蛋白的範圍」。

從這些研究結果可得知，**是否能夠清除引發失智症的β澱粉樣蛋白，取決於「熟睡」的狀態**。同時也知道，透過膠淋巴系統「熟睡能夠預防失智症」的結構。

☆品質良好的睡眠會減少罹患阿茲海默症的風險

我們的睡眠情況又如何呢？如先前所述，日本人的睡眠時間相當短，長期的睡眠不足導致慢性化的睡眠負債。除此之外，包括智慧型手機在內，因為各種３Ｃ產品引發的大腦過勞，讓我們的大腦遭受到極大的傷害。

「藉由膠淋巴系統在睡眠期間清洗β澱粉樣蛋白」要達成這一目的的前提是，確保充足且品質良好的睡眠。

睡眠不足時的大腦，尤其是與深層睡眠密切相關的額葉周圍，更易於累積β澱粉樣蛋白。換句話說，若是失去深層的非快速動眼期睡眠，膠淋巴系統將會無法正常運作，導致β澱粉樣蛋白進一步增加……因此，首要任務便是打破這個惡性循環。

年輕人如果長期處於睡眠不足的狀態，累積「睡眠債務」，早早罹患阿茲海默症的風險也會提高。為了避免這種情況，最重要的是提升睡眠品質。**如果能夠透過深層的非快速動眼期睡眠，養成「深層睡眠＝熟睡習慣」，就能有效恢復大腦的功能。**

睡眠機制是預防失智症的關鍵

目前已經得知，要達到預防失智症的良好睡眠，關鍵在於「深層睡眠＝熟睡習慣」。

因此，為了能夠順利熟睡，以下將要說明睡眠的機制——「睡眠週期」。

睡眠週期由「非快速動眼期睡眠」和「快速動眼期睡眠」組成，兩者為一個循環，晚上睡眠期間會重複四到六個循環。據說，睡眠週期每個循環的長度大約為九十分鐘。

☆非快速動眼期睡眠是「熟睡」的關鍵

入睡後，首先會進入非快速動眼期睡眠，這種睡眠會根據深度分為階段一到階段三（參見下頁圖表）。

階段一和階段二較為淺眠，階段三則是更深層的睡眠。

進入階段一後，入睡前的「α波」會消失，出現振幅較小的腦波活動。接著是階段二，此時的腦波更加細微，一般稱之為「紡錘波」。當來到階段三後，會顯現名為「δ（delta）波」的腦波，每秒會像是波浪一樣，振動一到四次。

健康的睡眠週期

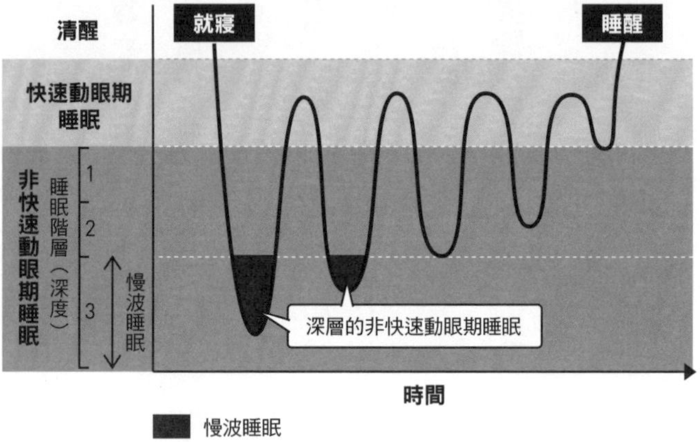

由三個階段所組成的非快速動眼期睡眠、以及快速動眼期睡眠輪流出現。

資料來源：根據日本e健康網「睡眠機制」製作

階段三又稱為「慢波睡眠」，這種深層睡眠正是幫助大腦和身體得到休息，並重新整理的「深度睡眠時間」。

在一夜的睡眠期間，非快速動眼期睡眠會多次出現，但在第一次的非快速動眼期睡眠中，引導進入深層睡眠的階段三持續時間較長。第二次之後，階段三的比例會逐漸減少。換句話說，**有助於預防失智症的良好睡眠，其關鍵在於確保第一次的非快速動眼期睡眠。**

☆非快速動眼期睡眠會強化「記憶」

近年的研究顯示，**非快速動眼期睡眠與強化、固定記憶有著密切的關係。**記憶是神經細胞之間的連結在大腦中形成、強化的現象。有一種說法表示，非快速動眼期睡眠的大腦，會解除不需要的神經細胞連結，進行記憶的再建和強化。由此可知，非快速動眼期睡眠對大腦的重要性。

此外，睡眠週期也與醒來時感覺是否良好有關。例如，如果是在非快速動眼期睡眠中的正值深層睡眠階段三時醒來，會有一種被強行從睡眠中喚醒的感覺，導致醒來的感覺並不好。反之，如果是經過快速動眼期後醒來，就能夠輕鬆自然、清新舒暢地起床。

☆「熟睡」的最後步驟在快速動眼期睡眠完成

接在非快速動眼期睡眠之後的是快速動眼期睡眠。其英文「REM」是「Rapid Eye Movement」的縮寫，意思是睡眠中眼球會小幅度移動的現象。

快速動眼期睡眠期間，睡眠中的大腦已經相當接近清醒時的狀態。快速動眼期睡眠的腦波與清醒時一樣會小幅度地振動，然而目前已經得知，這時候有多個區域比清醒時更加活躍。

在睡眠中夢到的真實夢境，大部分都伴隨著喜怒哀樂或不安等情緒，這些夢境通常都出現在快速動眼期睡眠。一般認為，處於快速動眼期睡眠的大腦，負責理性判斷的「前額葉皮質」活動會降低。另一方面，掌管創造視覺影像的視覺聯合區和情緒的「杏仁核」則會更加活躍，進而創造出夢境。同時，對記憶形成發揮出重要作用的「海馬迴」也是在快速動眼期睡眠積極運作。

非快速動眼期睡眠的「熟睡」最終是否從「大腦和身體都感到舒適的睡眠＝熟睡」中醒來，取決於睡眠的後半段，尤其是臨近醒來時的快速動眼期。

要實現這一目標，**關鍵在於睡眠時間要能足以連續進行適當次數的睡眠循環。**

在失智症確診前，利用睡眠清除β澱粉樣蛋白

再次強調，阿茲海默型失智症占所有失智症的百分之七十，造成此疾病的主要原因是大腦中的垃圾「β澱粉樣蛋白」。然而，β澱粉樣蛋白並不是在中老年時突然出現在大腦中，進而引發失智症。

事實上，人只要還活著，每天都會產生β澱粉樣蛋白。就如同我們在日常生活中，不可避免地會在房間製造出垃圾一樣。而且，無論年齡，從嬰兒、兒童到年長者，大腦內都會產生β澱粉樣蛋白。

不過，嬰兒和兒童的**睡眠品質一般都很好**，大腦並不會累積任何β澱粉樣蛋白。**在睡眠期間，藉由「膠淋巴系統」每天都會徹底清掃腦內的垃圾。**尤其是一整天

大部分的時間都在睡覺的嬰兒，其大腦內的β澱粉樣蛋白，因為睡眠的力量，總是清洗得非常乾淨。

大腦中清洗β澱粉樣蛋白的作用，在二、三十歲仍會正常運作，但到了四十歲左右，這個作用會開始下降，隨著進入中老年的年紀，β澱粉樣蛋白會逐漸在腦內堆積。雖說如此，少量的堆積並不會使大腦損害到會引發失智症的程度。

然而，到了大概七十歲時，如果β澱粉樣蛋白堆積非常多，β澱粉樣蛋白就會開始結合、硬化，最終形成一種無法僅靠「水洗」清除的強韌結構。β澱粉樣蛋白結合的狀態稱為「凝結（纖維化）」。**這種情況下的β澱粉樣蛋白具有毒性，會損害與記憶密切相關的海馬迴周圍神經細胞，導致出現嚴重的「健忘」症狀。**此「健忘狀態」正是所謂的輕度認知功能障礙（ＭＣＩ），即失智症的前兆。

在情況惡化到這種程度前，當然不可以忽視可能導致失智症的大腦過勞、壓力、高血壓、糖尿病等生活習慣病。除此之外，還要打造出養成每天「熟睡的習慣」，能夠完全掃除腦內β澱粉樣蛋白的環境。

糖尿病和高血糖會提高罹患阿茲海默症的風險

還有一個與掃除腦內的β澱粉樣蛋白有關的作用，即「胰島素降解酶」。

不只是膠淋巴系統，通常大腦內的胰島素降解酶也會分解β澱粉樣蛋白，並將之沖洗乾淨。

不過，對於糖尿病和糖尿病高危險群（高血糖）的人來說，血糖升高時，為了降低血糖，身體會分泌大量胰島素，為了分解這些胰島素，就需要花費大量的胰島素降解酶。

於是，剩餘的胰島素降解酶不足以用來分解造成阿茲海默症的「β澱粉樣蛋白」，導致β澱粉樣蛋白殘留、堆積在大腦中。

這也是為什麼**「糖尿病患者罹患阿茲海默症的風險比正常人高出兩倍以上」。**

睡眠障礙會提高引發路易氏體失智症的機率

路易氏體失智症占所有失智症的百分之二十，僅次於阿茲海默型失智症，是第二常見的失智症。其特徵是常見於六十五歲以上的年長者，且男性患者居多。有研究指出，**路易氏體失智症的發病與睡眠之間的關係相當密切。**

路易氏體失智症是一種圓形的α-突觸核蛋白，名為「路易氏體」的特殊蛋白質在大腦中累積而引發的疾病。路易氏體廣泛分布於大腦皮層，患者可能會陷入憂鬱症狀，或是出現注意力、視覺空間認知能力、記憶力等認知功能下降的情況。

進而引發各種症狀，例如，看到實際上不存在的事物（幻視）、一天內理解能力或情緒波動劇烈（認知功能的變化）、無法行走之類的行動障礙（巴金森氏症症狀），以及在睡眠中大聲說夢話或是夢遊（快速動眼期睡眠行為障礙）等。

路易氏體失智症與「睡眠」的關係和阿茲海默型失智症相同，由於失眠等睡眠障礙導致睡眠品質下降，進而引發多種症狀。

由於睡眠品質下降是疾病的誘因之一，一般認為快速動眼睡眠行為障礙症（RBD）是路易氏體失智症的核心特徵之一。**快速動眼睡眠行為障礙症是指在睡眠期間做夢時的異常行為。**

例如，明明是在睡覺，卻像清醒時一樣大聲說夢話、生氣或是做出粗暴的行為等。

一般在非快速動眼期睡眠中，即便大腦清醒，四肢的肌肉也會呈現放鬆狀態，無法活動身體，這是一種抑制的控制作用。所以就算在臨近清醒的快速動眼期睡眠階段做了惡夢，通常也不會因為夢境引發身體動作，反而「鬼壓床」般的狀態更為常見。

不過，路易氏體失智症的症狀是，**即便是在快速動眼期睡眠中，身體也會不由自主地活動**，所以會出現大聲說夢話、發出奇怪的聲音、生氣、害怕或是活動手腳等異常行為。

快速動眼期睡眠行為障礙是路易氏體失智症的典型症狀，其發病的導火線是壓力和大腦過勞引起的失眠或是無法熟睡的生活方式。

由於工作、家人以及人際關係的焦慮與壓力，無法獲得良好的睡眠品質時，應該要先著手改變周邊的環境。為了能在夜晚熟睡，關鍵在於規律的生活，例如白天要適當地活動身體、避免午休睡太久等。

女性罹患憂鬱症風險是男性的兩倍！不要迎合他人！

正如我在五十三頁提到的，日本人在基因上天生就比較容易感到不安。據說這是因為抑制不安、感受到快樂並穩定情緒的**幸福激素「血清素」分泌較少所致**。因此，日本人往往會養成「認真、一絲不苟、愛操心、忍耐力強」的個性，不僅使他們罹患憂鬱症的可能性更高，同時也是引起失眠（睡眠負債）的原因之一。

血清素的作用在於抑制正腎上腺素（與興奮和壓力相關）、減輕不安，並調整多巴胺（快樂物質）的分泌，帶來滿足感。

釋放出的血清素會被分解，但其中一部分會回收再利用，而負責這項任務的是「血清素轉運體」。然而，**日本人的血清素轉運體數量較少，回收再利用的效率偏低，**

因此容易陷入慢性血清素不足的狀態。血清素不足會增加罹患憂鬱症、恐慌症和焦慮症等精神疾病的風險。

接下來，從「男性與女性差異」的角度進行探討。

根據數據顯示，**日本女性罹患憂鬱症的比例是男性的兩倍以上。**女性比男性更容易因血清素減少而罹患憂鬱症。**一般認為，這與女性荷爾蒙「雌激素」的波動有關。**

雌激素是一種能促使子宮內膜增厚以準備懷孕，並塑造女性特有身材特徵的激素。此外，雌激素還具有穩定自律神經、透過膠原蛋白維持亮麗肌膚，以及幫助維持血管、骨骼、關節和腦部健康的作用。

女性的身體受到雌激素的保護，但雌激素會在人生的轉折點出現波動，例如生理期、懷孕以及更年期等階段。

雌激素減少會導致血清素不足，進而引發失眠和憂鬱症。如果長期累積睡眠負債和處於大腦過勞的情況下，最終可能會成為老年失智症的誘因。

遺憾的是，**「女性罹患失智症的風險比男性高出一點四至一點五倍」這是無法改變的事實。因為雌激素的不穩定，會在更年期觸發累積β澱粉樣蛋白的開關。**

正因為如此，中老年女性必須要有良好的睡眠，以克服大腦過勞的問題。藉由良好的睡眠保護大腦，不僅可以戰勝憂鬱症，還能有效預防老年失智症。此外，日本女性特有的細膩關懷、人際關係中的煩惱，以及聽到壞話而感到沮喪等，這種「比日本人更日本人」的氣質，可能會加重大腦過勞並增加失智症的風險。因此，請多加注意，避免過於迎合周圍的人。

深層睡眠可以幫助大腦排毒並提升記憶力

「日本人罹患失智症的比例相當高」這一現象與日本人的民族特性有關，包括過於看他人臉色的個性、愛擔心，以及容易陷入憂鬱症等特質，這些因素使他們的大腦本身更容易感到疲勞。

既然已經知道這一點，就應該努力避免這種情況。

例如，針對大腦疲勞的問題，就應該重視睡眠；如果睡眠不足與阿茲海默症之間是互相刺激的惡性循環的關係，為了切斷這個循環，首要之務是提高睡眠品質。

一旦睡眠不足，大腦中的β澱粉樣蛋白會開始累積，導致深層的非快速動眼期睡眠減少，從而使大腦的清理工作無法正常運作。如此一來，β澱粉樣蛋白的累積量會進一步增加。β澱粉樣蛋白的增加與深層睡眠的減少相互影響，形成惡性循環。由此可知，**從年輕時就有慢性睡眠不足問題的人，罹患阿茲海默症的風險會更高。**

有研究報告指出，睡眠不足的人在獲得充足的睡眠（尤其是出現δ波的非快速動眼期睡眠第三階段）後，血糖會下降，各種激素的分泌量會恢復正常。如果能有效消除睡眠負債，許多文明病將可以獲得改善。

換句話說，提升睡眠品質有助於提高大腦和身體的功能。

專欄1

阿茲海默症早期治療的新藥「侖卡奈單抗」

日本正邁入人類歷史上首次出現的「失智症社會」，失智症已成為每個人都必須面對的重要議題。在此背景下，近期經常被提及的名字是「侖卡奈單抗（藥品名：Leqembi／樂意保）」。這是一種針對早期阿茲海默症全新藥物，作為劃時代的治療方式備受期待。繼美國之後，日本也在二〇二三年八月批准了該藥物，是近期很有可能會投入使用的藥劑。

理想的預防方法是養成良好的熟睡習慣，以防止 β 澱粉樣蛋白在大腦中堆積。對於大腦已經堆積 β 澱粉樣蛋白的患者，侖卡奈單抗能夠發揮有效去除 β 澱粉樣蛋白的效果。

侖卡奈單抗的作用主要針對 β 澱粉樣蛋白形成的神經毒性較強的原纖維絲，藥物會附著於原纖維絲進行標記，使免疫細胞更容易清除這些原纖維絲。簡單來說，這是一種 β 澱粉樣蛋白抗體藥。

在製作出侖卡奈單抗之前，已經開發了許多 β 澱粉樣蛋白抗體藥，然而，這些藥物在臨床試驗中的藥性並未得到認可。相較之下，侖卡奈單抗之所以能夠成功，原因在於其具有卓越的藥理作用，而且針對的患者會經過嚴格篩選。

在侖卡奈單抗的臨床試驗中，受試者僅限於阿茲海默症患者中屬於輕度失智障礙的人。結果顯示，接受藥物治療的組別中，β 澱粉樣蛋白的累積量顯著減少，相較於服用安慰劑（偽藥）的組別，其認知功能衰退在十八個月內得到百分之二十七的抑制。

根據其作用機制和臨床試驗結果，侖卡奈單抗可謂是劃時代的新藥。

下頁繼續

不過，這種新藥也有需要注意的地方。由於侖卡奈單抗僅針對阿茲海默症早期，其適用範圍僅限於那些已經出現認知障礙，但患者本人或家屬在生活上尚未感到明顯不便的早期階段。

若病況判斷錯誤，則「百害而無一利」。在各類型的失智症中，阿茲海默型失智症患者約占一半，其餘類型還包括路易氏體失智症、額顳葉型失智症及血管性失智症等。侖卡奈單抗僅適用於治療阿茲海默型失智症。

此外，另一個挑戰在於，接受新藥治療需要進行目前尚未納入健保範圍的特殊檢查。而且藥物治療需持續一年，期間每兩週注射一次點滴。整體而言，患者必須仔細考量身體、時間與經濟負擔，以及可能出現的副作用。

可以想像，接受侖卡奈單抗治療，就如同接受外科手術般，需要完全做好心理準備。這項治療主要由日本失智症學會認證的專門醫師指導，在指定的醫院中進行。日本也必須迅速建立完善的醫療體系來配合這項治療需求。

未來，我也將持續向大家傳遞「真實的訊息」。

第2章

擺脫手機成癮，解決大腦過勞與失眠問題

人人都可能會因為手機成癮出現睡眠負債！

「事到如今要過著沒有智慧型手機的生活根本不可能！」應該有不少人會這麼想吧？智慧型手機不僅是聯絡工具，也是蒐集與轉發資訊的媒介，更是娛樂與購物的利器，已經是日常生活不可或缺的一部分。

然而，手機成癮的生活也帶來不少負面影響。首先，長時間使用智慧型手機可能對健康造成威脅。**「毫無目的的滑手機」或是「邊做其他事一邊用手機」的行為，會使大腦過勞，進而導致認知功能和記憶力下降，以及憂鬱症狀等，類似失智症的症狀。此外，還有極高的可能性會併發原因不明的身體疼痛等不定愁訴症狀。**

我將濫用智慧型手機引發的這些症狀稱為**「手機失智症」**。這是因為過度使用智慧型手機，大量資訊不斷湧入大腦，最終導致資訊無法得到有效整理和處理，使**大腦陷入「垃圾場狀態」，進而出現與失智症相似的症狀，例如健忘、思考力與判斷力下降等。**

順帶一提，「手機失智症」並非正式的病名，也不像阿茲海默症等被列為是失智症的範疇。患者可能出現與失智症相似的症狀，例如記不住人名或物品名稱等，但值得注意的是，這些症狀與失智症不同，是可以改善的。

還有一點是，**不當使用智慧型手機對健康造成損害時，最不能忽視的問題便是本應保護大腦的睡眠品質因手機成癮而受到影響。睡眠不足成為日常，進而引發「睡眠負債」。**

以下介紹一個典型的病例。

【病例3】「『健忘』的原因在於手機失智症。」

I小姐　45歲　女性
症狀：家務無法順利完成、沒辦法順利對話

I小姐是一位忙碌的家庭主婦。

她與丈夫、讀高中的兒子以及婆婆同住。除了家務外她還兼職打工，每週工作五天，過著非常辛苦的日子。每天她會在一大早起床，為家人準備早餐和便當，送家人出門後前往打工的地點工作到下午三點，接著回家準備晚餐。

由於她是一位一絲不苟的完美主義者，因此無法將家務交給有些許失智傾向的婆婆，必須親自一手包辦才會覺得安心。

然而，有一天，I小姐的情況出現異常。

在兼職工作的地方，她頻繁犯下粗心大意、不符合她一貫表現的失誤。由於主管對她說「妳還好嗎？妳看起來很累，要不要稍微休息一下？」，她也擔心自己的記憶力是否出問題，於是前來我們診所就診。

I小姐：「我沒救了，我好像得了失智症……」

Dr.O　：「您好像很在意自己的健忘問題，可以仔細描述情況嗎？」

I小姐：「以前能夠順利完成的工作和家務，現在都完成不了。總覺得腦袋昏昏沉沉……菜單內容想不起來，做事情的流程也一蹋糊塗。還有，和別人聊天時都無法接上話。我想說的話說不清楚，別人的話我也聽不太懂……」

ＭＲＩ等檢查顯示，並未發現Ｉ小姐有阿茲海默型失智症等異常。不過，她的額葉處理訊息的功能明顯下降，處於大腦過勞的狀態。

家務、兼職、孩子的教育以及照顧婆婆等多工處理，再加上睡眠時間減少，這些都是大腦過勞的原因。更何況，I小姐還受到手機成癮的影響。

Dr.Ｏ：「家務、工作、家人的問題等，需要處理的事情確實很多，為了解決這些問題，也必須依靠智慧型手機對吧？」

Ｉ小姐：「在思考料理的菜單、與工作同事和媽媽朋友聯絡時，智慧型手機真的很方便。」

由於COVID-19疫情，最近職場和學校方面的「報告、聯絡、商量」也開始透過智慧型手機來處理，因此加劇Ｉ小姐大腦過勞的問題。

Dr.O：「聽起來您是迫不得已才使用智慧型手機。但您是否只要一碰到手機，就會開始『毫無目的滑手機』呢？」

I小姐：「聽您這麼一說，一開始確實是在搜尋家事相關的知識，但不知不覺卻開始瀏覽網站和Instagram。」

Dr.O：**「I小姐的大腦因為多工處理非常疲勞。再加上，從網路和社群媒體獲取大量訊息，會讓大腦更加疲憊。而且，由於睡眠負債的影響，大腦無法整理、處理這些訊息，導致大腦像是垃圾場一樣。這就是造成I小姐『健忘』的原因。」**

I小姐：「大腦像垃圾場嗎？」

Dr.O：「是的，因為大腦裡充斥過多的資訊，沒有得到有效的整理，就像是垃圾場一樣。導致在工作和料理時，無法讀取重要的資訊。與人交談時也一樣，難以看場合和氣氛發表意見。」

I小姐：「那我該怎麼辦才好呢？」

Dr.O：「以I小姐的情況來說，**首先要確保充足的睡眠時間。在熟睡期間，大腦會整理、處理獲得的資訊，保存重要的，丟棄不必要的。**而且I小姐的『健忘』也有受到從社群媒體等獲得過多資訊的影響。您可以稍微調整一下使用智慧型手機的方式……」

I小姐：「但是，知道的資訊不是越多越好嗎……」

Dr.O：「I小姐，您是如何看待食物的呢？對於放入口的食物，無論是數量還是品質，您都會仔細斟酌吧？」

I小姐：「是沒錯。」

Dr.O：「日本人對飲食非常講究，所以才會成為世界上最長壽的國家之一。但在選擇資訊方面卻過於隨便。食物對身體的影響與資訊對大腦的影響是一樣的。」

I小姐：「我還以為知道的資訊越多越好。」

Dr.O　：「那就像是大腦在暴飲暴食一樣。」

之後，I小姐開始嘗試改變至今使用智慧型手機的習慣。

她先從在床上使用手機的方式下手。最理想的情況是完全不帶手機上床，但I小姐長期習慣與手機一起睡覺。

「醫生，如果手機不在枕邊，我會覺得非常不安，反而無法入睡，搞不好失眠會更嚴重。」

於是，她決定在臥室裡不看螢幕，只使用手機的聲音播放功能。也就是說，她開始使用手機的廣播APP，只聽聲音，沒有看螢幕，這樣就不會受到藍光的影響，也不會過度刺激交感神經。她聽一些熟悉的音樂或主持人和來賓之間詼諧的對話，當作催眠曲，有助於「入睡」。

測試手機成癮程度

現在有許多人就如同Ｉ小姐，智慧型手機已經成為生活中不可或缺的一部分。然而，手機成癮會導致大腦過勞，同時也是形成睡眠負債的原因之一。

我們的祖先，在狩獵或農業時代，本來就沒有睡眠負債的問題。他們在太陽的照射下，為了生活適度地活動身體，天黑後回家休息。在這種單純的自然生活中，根本沒有大腦過勞和睡眠負債趁虛而入的機會。

但在人類發明了電燈，並在晚上繼續工作後，開始出現睡眠障礙的問題。隨著資訊社會的來臨，數位化的進展使大腦過勞和睡眠負債的問題愈加嚴重。

手機成癮度檢測

- □ 無論是在家還是工作時，都會隨時拿起手機。
- □ 即使沒有目的，也會拿起手機查看電子郵件或著瀏覽網站。
- □ 有疑問時會立刻用手機搜尋。
- □ 會用手機拍下公車時刻表等資訊。
- □ 擔心會錯過資訊。
- □ 在搭乘大眾交通工具時，只要有一點空閒時間，就會開始滑手機。
- □ 出門忘記帶手機會覺得不安。
- □ 每天晚上睡前一定會滑手機。
- □ 無論白天還是夜晚，都會用手機查看、回覆電子郵件或LINE。
- □ 手機的螢幕使用時間每天平均超過兩個小時。
- □ 有時會聽到手機鈴聲或震動的「幻聽」。
- □ 選擇餐廳的標準比起直覺或朋友推薦，更在意網路上的評價。

對人體健康來說，面對數位化的挑戰與關注飲食一樣重要。因此，請先進行「手機成癮度」的檢測。如果認為「自己符合這個項目」，就在前面的□中打勾。

打勾的項目超過四項，就代表有手機成癮的可能性。表示正處於大腦各種功能下降的「大腦過勞」的狀態，或是正在演變成這種情況。

此外，即便勾選的項目少於三項，只要意識到自己的生活過度依賴智慧型手機，也可以視為是手機成癮的危險族群。無論是哪一種情況，首先都要重新檢視以手機為中心的生活方式。

手機成癮引起的手機失智症，除了**健忘**外，還有兩個明顯的症狀，分別是**工作效率降低**，與**溝通能力下降**。

例如，在關鍵時刻無法向對方傳達自己的想法，甚至完全聽不懂對方想表達什麼，無法理解對方說的話，這些都大腦疲勞的典型症狀。也就是說，如果在與他人聊天時，沒辦法順利對話，就必須注意。

手機成癮讓大腦成為「垃圾場」

手機成癮的生活之所以讓我們的大腦感到極度疲勞，最主要的原因是，**大腦無法完整處理好來自手機的過多資訊，卻仍然不斷接收到新的資訊。**

如果每天花好幾個小時在使用手機，像是觀看YouTube、瀏覽社群媒體和購物網站到深夜，那**大腦就會在無法整理、處理這些資訊的情況下，被過量輸入的資訊淹沒，最終成為「垃圾場」。**

這就是智慧型手機所導致的大腦過勞。只是大量地輸入，很少主動輸出的狀態，就像是在大腦中堆積垃圾一樣。因此，會出現**在關鍵時刻無法及時讀取必要資訊、健忘、犯下粗心大意的錯誤、處理能力降低、溝通能力下降等情況。**

不過，只要每天晚上都能熟睡，就可以減輕、消除大腦過勞的問題。如第一章所述，**在熟睡期間，大腦的膠淋巴系統會物理性地將附著在大腦上的垃圾清洗乾淨，例如β澱粉樣蛋白。而且，還會透過非快速動眼期睡眠和快速動眼期睡眠這兩種不同的睡眠功能，幫助大腦再生、活化。**

然而，手機成癮不僅無法保證良好的睡眠，反而還會出現失眠問題（入睡困難、半夜多次醒來或是清晨早早就醒來）。

長期過著晚上睡不好的日子，無論是精神上還是肉體上都會累積壓力，失眠會形成睡眠負債，進一步加劇大腦過勞。最終的結果是，依然無法解決腦內「垃圾場」的問題。

手機的藍光會引發睡眠問題，並對大腦造成損害

據說，**看手機螢幕看到很晚的人，或是把手機帶上床，在床上躺好後也在滑手機的人，出現睡眠障礙症狀的風險非常高。**

這是手機螢幕散發出的一種名為「藍光」的藍色強光所造成的影響。睡前眼睛照射藍光，會使人在睡覺期間頻繁醒來，或是無法進入深層睡眠。導致白天提不起精神，昏昏欲睡，睏倦到頻頻打哈欠……這些現象是因為睡前手機的光線打亂了生理時鐘和清醒節奏。

為什麼睡前眼睛照射到藍光會擾亂生理時鐘的節奏呢？

這與**又名為「生理時鐘激素」的褪黑激素**有關。

褪黑激素由大腦中的松果體合成。每到晚上，隨著生理時鐘的運作，褪黑激素會釋放到全身，此激素的增加，會引導大腦自然進入睡眠狀態。

褪黑激素的分泌主要是透過光線來調解，因此，如果在睡前或睡眠期間處於強光中，生理時鐘的節奏就會受到干擾，減少褪黑激素的分泌，進而出現難以入眠或半夜醒來的情況。

人類的睡眠和清醒節奏本來就是受光線控制。**早上醒來，感受到太陽光後會分泌血清素，喚醒身心；到了夜晚，太陽下山後，會分泌褪黑激素，開啟身心的睡眠模式。**

不過，若是在夜晚暴露於強光下，褪黑激素的分泌就會受到抑制。例如，躺在床上滑手機，褪黑激素的分泌量會減少，從而無法維持良好的睡眠，一覺睡到天亮。

為了獲得良好的睡眠，就必須改善入睡時的環境。褪黑激素容易受到光線的影響，當然不能暴露在手機螢幕的藍光下，也不要在深夜前往燈光明亮的便利商店。此外，睡前請將客廳和臥室的燈光調暗一點。

重新檢視大腦的訊息處理模式，調整「輸入」和「輸出」

手機成癮時，由於會持續將大量資訊輸入大腦，導致「輸入」與「輸出」失去平衡，進而使大腦功能下降。

大腦原本的資訊處理模式是在腦中將輸入的資訊整理、歸納後，將必要的資訊輸出，以此形成一個循環。然而，**陷入手機成癮的狀態後，輸入的資訊量過多，導致大腦疲憊不堪，來不及處理資訊。**

將映入眼簾的資訊一個接一個地輸入大腦，就好比將看到的食物都塞進嘴裡一樣。如此一來，攝取的熱量很快就會超標，導致罹患文明病。

就像平常會注意避免吃太多一樣，也要小心不要從智慧型手機輸入過多的資訊進入大腦。這時，**自己篩選出真正必要的資訊，是「輸入減肥」的一種方法**。

同時也要增加輸出。所謂的輸出，以生活習慣來比喻的話，就是為了消耗熱量，主動進行運動或參與活動。將這概念轉換成大腦的活動，即是將輸入的資訊運用到自己的工作、家務、興趣愛好、各種活動、實現夢想或目標，以及提升表現等。

輸入的資訊量增加時，只要輸出的資訊量也同步增加，就不會出現失衡的問題。關鍵在於，是否能**保持「輸入」與「輸出」之間的平衡**。

如果因為輸入過量，導致大腦的資訊處理失去平衡，就必須有意識地增加輸出，並藉由在生活中累積經驗來維持平衡。

此外，白天的活動或運動量減少，有時也會導致晚上的睡眠品質下降。為了避免大腦的資訊處理能力降低，關鍵在於每天的睡眠。至於**能否營造出良好的睡眠環境**，

則取決於白天的行動。

也就是說，與資訊的輸入和輸出一樣，**白天的行動和夜晚的睡眠會互相影響。要利用良好的睡眠來維護大腦健康，就應該早起，沐浴在早晨陽光下，開始一天的活動，到了晚上則在不太明亮，柔和的照明下度過。將這個循環當作生活的基礎。**

只要能夠這樣生活，就能養成維持良好睡眠的「熟睡習慣」，並在睡眠期間，對大腦進行必要的維護與修復。

錯失恐懼症（FOMO）助長手機成癮

「在我不知道的地方，可能正在發生什麼有趣的事情。」

「搞不好只有我錯失了機會或資訊。」

當人們開始從智慧型手機接收大量的資訊後，就會過度關注他人的行為或社會的動向。於是，有愈來愈多人出現「如果不更加頻繁地檢查手機，就會感到不安」的情況。

這就是所謂的**「FOMO」症狀**。「FOMO」是「Fear of Missing Out」的縮寫，**意思是「對錯過或沒跟上感到不安」**。這是一種焦慮症狀，對於「只有自己不知道」這件事感到強烈的擔憂，症狀惡化後可能會演變成憂鬱症。

一旦引發錯失恐懼症，就會不斷關注社群媒體，無法從手機移開目光。當這種狀態長時間持續，就會發展成手機成癮，形成加速大腦過勞的惡性循環。

透過社群媒體與他人互動，的確有可能讓溝通更加輕鬆、便利，但另一方面，也容易將自己與他人的生活進行比較，從而產生自卑感和疏遠感。

尤其是日本人，具有輕易陷入這種心理的民族性。

日本人「過於在意他人臉色」、「愛操心」等個性，在數位社會中，會引發對被討厭的恐懼感，並產生「必須不斷按讚或回覆」的焦慮感。使人們愈來愈無法脫離手機，手機成癮的問題隨之加劇。

另一個問題是，**由於錯失恐懼症引起的手機成癮與焦慮感增加，可能會使人失眠**。過於焦慮無法入睡，或是反覆確認手機使睡眠時間減少，又因為睡不著導致大腦疲勞無法恢復……

當大腦疲勞時，沒辦法做出正確的判斷，甚至難以改變自己不好的習慣，從而形成惡性循環。在陷入這種情況後，與憂鬱症、大腦過勞甚至失智症的距離會大幅縮短。

要擺脫錯失恐懼症的心理狀態，首先要與網路、社群媒體保持距離，冷靜下來並努力改變自己陷入那種狀態的思考方式。以下列舉幾個應對方法，各位可以嘗試看看。

- **不要太在意追蹤的人**
- **不要與他人比較**
- **只選擇必要的資訊，避免漫無目的地滑手機**
- **投入手機以外的事物中**
- **試著一天不帶手機（數位排毒）**

最重要的是要遠離自以為的想法，保持冷靜。之所以會輕易陷入這種心理狀態，通常是將眼睛看到的範圍縮小，過於專注於眼前，因而無法從更廣闊的視角來看待事物。這與睡眠不足造成的睡眠負債有很大的關係。

因此，請從改善睡眠開始。**只要能夠「熟睡」，被錯失恐懼症等逼到走投無路的感覺就會逐漸減弱，最終會像是霧氣散開一樣，大腦和身體都會得到解放。**而且隨著視野的擴大，手機成癮的症狀也會減輕，就能夠冷靜下來回想當時為什麼會那麼焦慮。

手機成癮帶來的憂鬱症和失智症並非與你無關！

如果放任手機成癮引發的手機失智症，以及由此產生的大腦過勞，將來罹患憂鬱症的風險將大幅增加。由此可見，手機成癮對大腦造成的傷害遠比想像中的還要嚴重，可以說**「手機成癮引發的憂鬱症和未來的失智症，並非與自己無關！」**。

手機失智症與大腦過勞，都是大腦失去正常平衡的狀態。「愈來愈健忘」、「愈來愈常犯下粗心的錯誤」、「無法集中精神」、「難以消除疲勞」、「容易情緒低落」等症狀，其實是日復一日的過度工作，疲勞不堪的大腦所發出的求救訊號，也是必須及早治療的警訊。

再強調一次，手機對大腦的影響與食物對身體的影響，兩者的道理並無不同。

日本人非常注重飲食生活。為了健康，他們知道哪些必須攝取，哪些食材又應該避免。正是因為這種對飲食生活的超高敏感度，日本才會成為極長壽的國家。

然而，令人訝異的是，**在將資訊輸入大腦的問題上，日本人卻顯得相當無所謂。**尤其是智慧型手機的資訊，因為沒有明確的措施來限制這些資訊進入大腦，結果就是在不知不覺中，大腦內湧入大量資訊，使之處於飽和狀態。

隨著數位社會加速發展，手機成癮引發大腦過勞、手機失智症、失眠等問題。之前已經反覆強調，若是放置不管，最終甚至可能會惡化成憂鬱症或失智症。

希望各位能夠意識到，**如果不及時處理手機失智症，將會走向發展成真正失智症的命運十字路口。**

前額葉皮質的「思考能力」能夠防止手機成癮引發的大腦退化

一味依賴智慧型手機帶來的資訊洪流，**不運用「自己思考」的能力，大腦必定會退化。除此之外，現代生活中還有大腦過勞與睡眠負債帶來的傷害，使大腦的「思考功能」逐漸僵化。**

那要如何防止大腦退化呢？在這方面發揮出重要作用的是，**大腦額葉的一部分**

「前額葉皮質」。

前額葉皮質簡單來說是大腦的指揮中心。負責思考、判斷、創造、計畫、執行功能、意志、理性、社會性，以及情緒控制等，掌管人類特有能力的最高中樞。為了思考什麼是讓我們的生活更加舒適的行動，從記憶的倉庫中讀取所需的資訊，將其送到每個執行的工作場所。

前額葉皮質的資訊處理系統有三個主要的作用。

①**淺層**思考……**工作記憶**
②**深層**思考……**深思熟慮功能**
③**模糊**思考……**預設模式網路（DMN）**

以下就這三個作用進行詳細的解說。

☆工作記憶會進行作業級的訊息處理

工作記憶又稱為「作業記憶」，是指在前額葉皮質中暫時保留資訊，同時處理資訊的功能。

例如，暫時記住某一串電話號碼，或是暫住飯店的房號等。由於這些記憶通常像是備忘錄一樣記在腦海中，所以工作記憶也稱為「大腦的記事本」。

日常生活中，工作記憶的使用範圍較為廣泛。例如，聊天時根據對方的發言來回應，也是工作記憶的作用。

此外，「天氣好熱打開窗戶」、「急忙搭上那班火車」、「有空位就坐下來」等當下的瞬間判斷，也都是由工作記憶來處理。

換句話說，**每天重複進行、按照平時的工作模式就能完成的行動，不用想太多就能採取的行動，臨時處理眼前事物的行動等，都是使用工作記憶的淺層思考功能。**

☆深思熟慮功能是重要的判斷

相對地，**深思熟慮功能負責深入思考並做出判斷。作為整個大腦的指揮中心，涉及仔細思考、精心制定計劃與策略、構思創意或企劃、考慮是否能夠帶來長久利益等。**

根據過去的記憶、經驗和知識，從多方面進行綜合思考和判斷，像是「這個資訊對我來說是必要的嗎？」、「與這個人來往會帶來什麼好處？」或「這個點子對社會有幫助嗎？」。

像這樣使兩個完全不同領域的部分保持正常運作，大腦就能輕鬆地執行各自的任務。也就是說，最重要的是「這兩者是否能夠平衡使用」。

然而，**由於手機成癮，滑手機時不需要深思熟慮，幾乎在所有情況下，大腦只會使用到工作記憶。**處理每天從手機接收的大量資訊，使工作記憶過度使用，無法有效跟上處理進度，進而感到疲勞。另一方面，深思熟慮功能因未正常使用，逐漸退化，無法再發揮作用。

失去這樣的平衡，對大腦來說是一大問題，不僅會導致大腦過勞，而且無論是哪個功能（工作記憶與深思熟慮功能）都會逐漸衰退。

順帶一提，**工作記憶與深思熟慮功能不會同時啟動，當其中一個在運作時，另一個會處於暫停狀態。**

☆預設模式網路有助於改善大腦過勞

「預設模式網路」是指「什麼都不做時，大腦處於活躍狀態的中立模式」。也就是「讓大腦放空的發呆時光」。

人類可以透過「發呆時的空轉狀態」或是「回過神來」來維持大腦的健康，讓大腦的能力發揮得更好。愈是工作繁忙，從早忙到晚沒時間發呆的人，反而愈需要啟動預設模式網路的時間。

長時間集中精神，強迫自己處於緊繃狀態，大腦會感到非常疲勞。然而，**現代人普遍不擅長放空。不只是手機，許多人都會依賴工作記憶來應付眼前的工作。在這個過程中，預設模式網路長時間未啟動，該功能就會逐漸失效。久而久之，便無法在「專注／放空」、「工作／休息」之間順暢地轉換。造成大腦長期處於緊繃狀態，在疲勞的累積下進而引發大腦過勞。**

此外，預設模式網路還有一個重要的作用，也就是**「避免迷失自我的系統」**。

例如，在發呆時，腦中可能會突然閃過「我到底是誰？」這個問題，並萌生出「要更加了解自己」的想法。**這時，預設模式網路就會開始積極運作，透過放空啟動自我監控的功能，以「不忘記自己，回歸自我」的方式，有效幫助大腦休息，改善大腦過勞。**

睡眠和「放空時間」一樣，能夠將大腦和身體最佳化！

為了擺脫手機成癮所引起的大腦過勞，目前已經得知其中一個方法是啟動預設模式網路的「發呆功能」。不過，對現代人來說，在手機成癮的生活中，要找到時間放空自己可能不是件易事。

那該怎麼辦呢？

其實，有一個任何人都能夠輕鬆做到的方法，**「藉由睡眠來解決大腦過勞」。因為「睡眠」能夠重置大腦，發揮出與預設模式網路相同的作用。**

各位不妨再重新思考「睡眠是什麼？」以及「睡眠到底代表著什麼？」。

首先，對「大腦健康」來說，睡眠不可或缺的一環，睡眠可以調節情緒，並將睡前的擔憂狀態重置，使其穩定，還能預防憂鬱症和焦慮症。

以「身體健康」來說，睡眠可以調整體內的激素平衡，從而預防肥胖、高血壓、葡萄糖耐性障礙（impaired glucose tolerance；IGT）、心血管疾病以及代謝症候群等文明病。

換句話說，**睡眠是掌握身心健康的「萬靈藥」。相反地，如果睡眠不足，就會引發身心各方面的問題。**

在獲得品質良好的睡眠後，白天會感到身體輕盈許多，大腦也更加清晰、活躍。這是因為睡眠期間，身體和大腦皆得到充足的休息。換言之，**身體功能和大腦功能，全都仰賴睡眠來達到最佳狀態。**

熟睡（深層睡眠）有助於遠離手機成癮

在第一章中已經針對「睡眠的機制」進行說明。晚上睡覺期間，非快速動眼期睡眠和快速動眼期睡眠會反覆交替，尤其是入睡後的第一次非快速動眼期睡眠，會進入名為慢波睡眠，使大腦和身體休息、重置的「熟睡時間」。

在進入非快速動眼期睡眠的過程中，大腦會無意識地整理不必要的資訊，並就必要的資訊進行再建和強化。再強調一次，**關鍵在於一切都是在無意識中完成。與預設模式網路的發呆時間一樣，處於放鬆狀態的大腦，會主動嘗試讓自己恢復到最佳狀態。**

因此，這段讓大腦從日常緊繃中解放並得到充足休息的熟睡時間，對於維持大腦健康相當重要，所以才會說，絕對不可以忽視睡眠。

擺脫手機成癮，養成獲得良好睡眠的習慣，大腦就能煥然一新，遠離健忘、憂鬱症、文明病，以及失智症。

避免因手機成癮而導致失智症的十個法則

「我是手機重度使用者。過度使用手機，真的會罹患失智症嗎？」

最近有愈來愈多人詢問我這個問題。

首先，來商量的人，年齡在五十歲以下，那無論他再怎麼使用手機，短期內立即罹患失智症的可能性幾乎為零。

然而，並不代表可以就此掉以輕心。手機失智症和大腦過勞的人，大腦的老化程度和疲憊程度往往比正常人還要嚴重。在這種情況下，二十或三十年後，罹患阿茲海默症等失智症的機率會大幅提高。

換句話說，請各位務必記住，在覺得自己罹患手機失智症時，即便現在不會立刻演變成失智症，將來罹患失智症的風險卻會非常高。

若是放任對大腦有害的生活習慣，這些累積的代價終將在日後反噬，引發失智症。

因此，絕不能忽視手機失智症、大腦過勞以及睡眠負債的問題。

如果不想未來因失智症而陷入困境，趁現在就應該開始改變生活方式，消除失智症的風險因子。

為此，以下總結了十個法則。

5 試著停止「立即搜尋」

有不少人遇到不懂的事情或想不起來的內容時，常常會下意識地立即拿出手機搜尋。但在搜尋之前，請花1分鐘試著用自己的大腦回想看看。

6 儘量不依賴導航

為了避免空間認知能力退化，試著依靠自己的能力找路或抵達目的地。

7 刻意選擇「麻煩的方法」

例如，手寫文字，與人面對面交流，或親自到實體店鋪購物，而不是使用網絡購物等，透過這些需要付出更多精力的活動，來使用自己的大腦和身體。

8 重視「親身」體驗

有意識地走出戶外，與人、動物、大自然接觸。親身體驗具有舒緩腦部疲勞的力量。

9 每天留5分鐘「發呆」的時間

發呆並不是浪費時間。「發呆的時間」對維持大腦健康來說反而是不可或缺的時間。

10 將「睡眠」放在首位以修復腦細胞

對大腦來說，沒有什麼比熟睡還有效。無論工作有多麼繁忙，都要實施將睡眠放在首要位置的生活。

專欄 2

日常中要謹記於心的十個法則

為了提升大腦的運作效率，以下整理了日常生活中必須謹記於心的十條法則。防止手機失智症的第一步，試著停止從手機接收過多的資訊。過量的資訊會讓大腦的處理能力下降，進而引發健忘等症狀，所以首先要做的就是切斷這個循環。總之最重要的是讓大腦休息，就從這一步開始實踐吧！

1 首先要確實休息，晒太陽讓大腦休息

在陽光下度過一段悠閒的時光。請儘量放空，不要想多餘的事情，只需享受被陽光包圍的溫暖。

2 停止多工處理，轉為「單任務處理（只專注於一項任務上）」

放下什麼都想做的心態。專注於一件事會讓大腦更能有效地發揮其能力。

3 不是鍛鍊大腦，而是避免讓大腦累積疲勞

不建議大腦疲憊的人進行「腦力鍛鍊」。勉強疲憊的大腦發揮作用，只會讓大腦更加崩潰。應該優先考慮如何避免讓大腦累積更多疲勞。

4 嘗試進行「數位排毒」

即便是微排毒也沒關係，哪怕只是一天或幾個小時，從自己能夠做到的範圍開始，暫時試著戒掉手機吧。

第 3 章

睡眠負債是一切疾病的根源！

睡眠負債會引發病症的惡性循環

如第二章所述，導致大腦過勞的原因之一是手機成癮。不僅僅是智慧型手機，現代人還因其他各種原因陷入大腦過勞的狀態。而且，大腦過勞會降低睡眠品質，有時甚至會導致失眠。如果這種情況長期沒有改善，就會進一步引發更嚴重的問題，也就是睡眠負債。

於是就會形成**「大腦過勞→睡眠負債→大腦過勞」這一危害大腦健康的循環**，一旦陷入這個循環，大腦過勞與睡眠負債會相互影響，逐漸侵蝕身心的健康。

睡眠負債是一切疾病的根源，未來可能會導致高血壓、糖尿病、腦中風、憂鬱症、輕度認知功能障礙（MCI）等所謂的「文明病」。最糟糕的結果是引發「失

智症」。

大腦過勞、睡眠負債會逐漸走向各種疾病。及早發現並及時應對是最重要的，那在早期階段，我們應該注意哪些症狀和身體的不適呢？

【病例4】「大腦過勞、睡眠負債會導致身體不適。」

A先生　48歲　男性
症狀：四處求醫（※）

A先生是一位在電信公司工作的上班族。他的身體原本相當健康，但從今年開始出現一些原因不明的不適症狀。

※　因為身心問題，到各個醫療機關看診。

首先，經過健康檢查後發現有高血壓和糖尿病，於是他開始服藥。此外，他還有因為胃痛和胃脹氣去照胃鏡，檢查結果顯示胃部並沒有異常，但醫生還是開了幾種胃藥給他。

除此之外，他也有嚴重的腰痛症狀。由於遠距工作，他坐在家裡的桌子前使用電腦工作，只坐了三十分鐘，腰部就開始隱隱作痛，導致他無法專心工作。因為腰痛持續發作，他去家裡附近的骨科就診。

X光等檢查結果顯示並無異常。然而，不管是吃止痛藥，還是去整骨診所治療，疼痛依然沒有緩解。他在網路上搜尋解決辦法後，來到我們醫院。

Dr. O　：「您遠距工作已經很久了嗎？」

A先生：「很久了喔，大概已經三年了。原本是受到COVID-19疫情影響開始的，但疫情過後，公司的方針是持續推動遠距工作的模式。現在只要每個月去公司出勤一到兩次，其餘時間幾乎是遠距工作。」

Dr.O：「近期是否缺乏運動呢？」

A先生：「確實比較少運動。以前光是每天上班的通勤，就已經算是很不錯的運動。從手機的健康追蹤功能來看，以前每天大概會走三公里左右。」

Dr.O：「在東京光是地鐵轉乘就需要走不少路吧。那現在有沒有特意去散步之類的？」

A先生：「剛開始遠距工作的時候，還會為了解壓在附近散步。不過自從開始腰痛之後，就覺得很麻煩……」

Dr.O：「會因為在外面喝酒的機會減少，導致壓力愈來愈大嗎？」

A先生：「確實如此。以前下班後經常和同事或朋友一起去新橋喝兩杯，現在少了這種機會，覺得很孤單。最近幾乎都是自己一個人喝酒，酒量反而增加了，因為不喝酒就睡不著，我覺得自己可能有點酒癮。」

Dr.O：「能夠整晚都熟睡嗎？」

A先生：「晚上會因為想上廁所醒來好幾次，早上天還沒亮就醒了。」

Dr.O：「是不是沒有熟睡的感覺？」

A先生：「確實，不過因為不用去公司上班，也有睡午覺，沒有睡眠不足的感覺。」

我們診所對A先生進行多項檢查後，結果顯示，**其大腦額葉功能下降，大腦過勞是引起各種身體不適的主要原因。最後診斷為「睡眠負債引起的身心性疾病」。**

Dr.O：「根據檢查結果，您的腰部本身並沒有發現如椎間盤突出等異常症狀。我認為**您的腰痛是大腦過勞引起的。**」

A先生：「什麼！我的腰痛竟然是因為大腦嗎！」

Dr.O：「當大腦疲勞時，掌管身體疼痛的功能會衰退，可能會產生腰痛等令人困擾的身體疼痛。」

A先生：「……」

Dr. O：「而且大腦過勞的主要原因是睡眠負債。」

A先生：「可是我明明睡很久耶……」

Dr. O：「**睡眠講求的是品質，而不是時間長短。再加上，睡眠的最大使命是為大腦進行維護和修復。**酒精的確能幫助入睡，但酒精在二到三個小時內會分解成乙醛，這是一種會讓人清醒的物質，也就是導致您半夜醒來或天未亮就醒來的原因，對深度睡眠造成妨礙。」

Dr. O：「別擔心，您的腰痛會治好的。如果一切順利，高血壓、糖尿病和胃腸問題也會得到改善。」

A先生：「為什麼呢？」

Dr. O：「因為造成您的腰痛、高血壓、糖尿病和胃腸問題的根本原因，很可能都是睡眠負債。這些健康問題都是最近才開始出現的對吧？」

A先生：「是的。」

Dr.O：「**受到睡眠負債最大影響的是自律神經**。在熟睡期間，交感神經會平靜下來，換副交感神經開始活動。由於睡眠負債，您長期處於交感神經占據優勢，副交感神經趨於劣勢的狀態。交感神經過度活躍導致高血壓和糖尿病，副交感神經位於下風，則會引起腸胃問題。」

A先生：「……」

Dr.O：「短期內，為了幫助熟睡，我建議您用安眠藥代替酒精。」

在開始服用安眠藥後，A先生的健康狀況明顯改善，得以停用止痛藥、降血壓藥、抗糖尿病藥。之後，隨著他養成第五章的熟睡習慣，安眠藥也成功在一個月內停藥。

睡眠負債是造成文明病的罪魁禍首

像案例中的A先生一樣，嚴重的腰痛、高血壓、糖尿病、腸胃出問題等身體不適，實際上是因為大腦過勞和睡眠負債的情況並不罕見。因為大腦過勞和失眠會對全身上下造成傷害，是萬病的根源，導致血壓上升、自律神經紊亂，以及身體疼痛等問題。

如上所述，睡眠負債與各種文明病有著密切的關係。像是腰痛、頭暈、肩頸酸痛等，乍看下與睡眠不足無關的症狀，**其實可能是因失眠導致大腦的疼痛調節功能衰退，或是自律神經系統運作失調所致。**

睡眠負債的初期階段是高血壓、糖尿病、原因不明的病痛及壓力等文明病的成因。

舉例來說，診斷罹患高血壓的患者中，有百分之三十到五十的人苦於失眠。如果睡眠負債依然未得到改善，還會引發腦中風、憂鬱症等疾病，最後甚至可能會早一步罹患老年失智症。

另一方面，也有人表示，**罹患文明病的患者更容易失眠**。因此，重點在於，不僅要了解睡眠負債會對身心造成傷害，也要知道文明病對睡眠的危害。當兩者形成惡性循環並互相影響時，疾病可能會以意想不到的速度惡化。

若是能夠及早察覺到睡眠負債的問題，改善每天的睡眠環境和品質，就能避免演變成嚴重的健康問題。但如果抱持著忽視的態度，例如「不過就是睡眠不足」，症狀可能會像骨牌效應一樣引發連鎖反應，進一步惡化。請務必牢記「睡眠負債是萬病的根源！」以及「每天獲取良好的睡眠才能有健康的身體！」。

為何睡眠負債會導致高血壓

人類的血壓並不會一整天都維持在同一個標準。

晚上睡覺時，身心會進入睡眠模式。負責調控內臟作用和新陳代謝等功能的自律神經，包括白天占據優勢的「交感神經」，與晚上放鬆和睡眠期間變得活躍的「副交感神經」，兩者會在不同的時段各司其職，發揮各自的作用。

白天活動時，交感神經的作用較為強烈，使血壓升高，瞳孔擴大，身心進入興奮狀態。相反地，到了夜晚，由副交感神經占據主導地位後，血壓下降、心跳數減緩、瞳孔縮小，身心會進入放鬆狀態。

然而，**如果晚上沒有取得充足的睡眠，交感神經的興奮狀態就會延續到夜晚，不僅血壓無法下降，還會導致隔天血壓進一步升高。**這就是睡眠負債引發高血壓的原因。

☆睡眠問題會引起高血壓

在為病患看診時，我注意到一件事。

那些說「昨天因為太擔心，睡不好」的患者，幾乎都有高血壓的問題。由此可知，血壓對睡眠造成多大的影響。

高血壓與過量攝取食鹽等飲食不規律、肥胖、缺乏運動、抽菸、飲酒過量等生活方式及精神壓力有關。然而，**實際上睡眠不足和大腦過勞也是提高罹患高血壓風險的重要原因。**之前有一次，一位患者告訴我「因為沒吃平常的安眠藥，所以睡不好」，我測量了他的血壓，發現因為睡不好，他的血壓上升了大約百分之二十。

若是因為睡眠負債導致血壓異常，睡眠期間血壓升高，血管將會承受過多的負擔，並受到傷害。**通常睡眠期間血壓會下降，這時血管會修復當天所受到的損傷；然而，如果血壓無法有效下降，血管就無法進行修復。**當這種情況長期沒有改善，就會惡化成高血壓、糖尿病等與血管有關的疾病，並增加心肌梗塞和腦中風的風險。

另外，睡眠中呼吸停止的**「睡眠呼吸中止症」與高血壓也有關係。**據說，罹患睡眠呼吸中止症等睡眠障礙的人，比起沒有睡眠障礙的人，罹患高血壓的機率更高。

這是因為，睡眠中呼吸反覆「停止↓又打開」，會使交感神經保持在興奮狀態，導致血壓上升。

源自於睡眠負債的暴飲暴食和肥胖會增加罹患糖尿病的風險

有一項調查報告表示**「睡眠時間愈短的人愈容易發胖」**，這點在世界各地，無論是大人還是小孩，都顯示出相同的趨勢。

例如，在日本富山縣針對約一萬名兒童進行調查的結果顯示，相較於每天睡眠時間超過十小時的兒童，睡眠時間少於八小時的兒童，肥胖程度幾乎是前者的三倍。

正如這項調查報告所示，「睡眠不足引起肥胖」的原因有兩個。**一個是與食慾有關的荷爾蒙變化，另一個則是缺乏運動。**

我們的身體裡有兩種負責控制食慾的生理荷爾蒙。

一種是由胃部分泌，**促進食慾荷爾蒙的「飢餓素」**。當體內的能量不足時，飢餓素會刺激食慾，幫助人體補充能量。

另一種是從體內脂肪細胞分泌的**抑制食慾荷爾蒙「瘦體素」**。這種荷爾蒙會抑制食慾，促進能量代謝。

這兩種荷爾蒙平衡運作時，能夠維持健康的身體，不過，**睡眠負債引起的睡眠不足會擾亂自律神經，造成飢餓素的分泌增加，瘦體素的分泌減少。如此一來，食慾無法受到抑制，導致飲食過量，最終形成肥胖。而肥胖則會進一步提高罹患糖尿病的風險。**

此外，**睡眠負債也與缺乏運動有關**。由於睡眠負債，交感神經無法在白天正常活化，使人提不起勁活動身體。當白天也感到強烈的睏倦感或疲憊感時，自然沒有運動的心情，進而助長了肥胖的問題。

☆睡眠不足引起的肥胖惡性循環

依照年齡和性別，每個人都有固定的基礎代謝率。基礎代謝率是指人體為了維持內臟運作、呼吸、調節體溫等生命活動所需的最低能量。也就是單純「活著」時自然消耗的熱量。

例如，如果每天的基礎代謝率，也就是總消耗熱量與總攝取熱量相同，即便活動量較少，減肥也會相對容易。反之，攝取的熱量不變，但基礎代謝率降低，光是這樣，變胖的機率就會增加。問題在於，**只要睡眠不足或是累積睡眠負債，基礎代謝率就會降低。**

影響基礎代謝率的關鍵是「生長激素」。生長激素會在睡眠期間分泌，促進全身細胞新陳代謝。不過，**只要未能獲得良好的睡眠，生長激素的分泌量便會不足，導致新陳代謝受阻，基礎代謝率降低，最終使身體更容易囤積脂肪，形成易胖體質。**

生長激素具有打造健康、強健身體的作用。分解中性脂肪（三酸甘油脂），修復肌肉也是生長激素的功能之一。減少中性脂肪是預防肥胖的第一步，而且只要肌肉量增加，就能提升代謝，增加熱量消耗，打造不易發胖的體質。也就是說，良好的睡眠能夠幫助生長激素正常運作。

生長激素分泌的高峰時段是「入睡後的前三個小時」，也就是深層的非快速動眼期睡眠。然而，若因為失眠或睡眠負債影響深層的非快速動眼期睡眠，生長激素會分泌不足，進而形成易胖體質。

此外，睡眠不足還會導致抑制食慾荷爾蒙「瘦體素」的分泌減少，使人無法控制食慾，過度飲食。同時，日常運動量減少，無論是外在體型還是內在部分，兩者相互影響，最終形成**「睡眠不足引起的肥胖惡性循環」**。

☆失眠和糖尿病會引起阿茲海默症

健康的人能夠保持正常的血糖值，是因為胰臟分泌的胰島素有助於降低血糖，控制血糖值。

然而，**因為睡眠負債或失眠導致睡眠不足，空腹時的血糖會上升，基礎胰島素分泌功能下降**。結果導致糖尿病發病，而且如果長期維持高血糖的狀態，動脈硬化會加劇，心臟功能也會衰退。

胰島素是唯一可以降低血糖的荷爾蒙，一旦罹患糖尿病，為了降低過高的血糖，人體就會分泌更多的胰島素。隨著對胰島素的敏感度下降，胰島素的作用就會無法正常發揮，這種狀態稱為**「胰島素抗性」**。

為了分解分泌過量的胰島素，會消耗大量的胰島素降解酶，

胰島素降解酶的過度消耗是一大問題！**除了胰島素外，胰島素降解酶還會分解**

與阿茲海默型失智症有關的β澱粉樣蛋白。

近年來有研究指出，與糖尿病有關的胰島素抗性大幅增加，是導致β澱粉樣蛋白分解異常的重要原因之一。

鹿特丹研究（Rotterdam Study，1999年）針對全球糖尿病患者與阿茲海默症患者進行統計的結果顯示，**糖尿病會使罹患阿茲海默症的風險增加兩倍以上。**

阿茲海默症型失智症是由於累積在大腦裡的垃圾「β澱粉樣蛋白」，破壞大腦神經細胞而引發的疾病。不過，腦內的胰島素降解酶會分解β澱粉樣蛋白，因此，只要胰島素降解酶正常運作，就能夠將腦內垃圾清理乾淨。

然而，**對於糖尿病患者或糖尿病高風險群而言，胰島素降解酶因過度消耗而無法有效分解腦內垃圾**，最終可能演變為阿茲海默型失智症。

因此，可以說糖尿病會使罹患阿茲海默型失智症的風險增加超過兩倍。

睡眠品質影響未來失智症發病的風險

即使沒有糖尿病，也有人認為「睡眠時間愈短的人，罹患失智症的風險愈高」。阿茲海默型失智症是所有失智症中最常見的類型。一般認為，阿茲海默型失智症是由於一種名為β澱粉樣蛋白的老廢物質異常累積於大腦中，破壞大腦神經細胞，導致記憶和思考功能出現障礙。

至於為什麼睡眠時間的長短對阿茲海默型失智症來說相當重要？再次強調，失智症的罪魁禍首是β澱粉樣蛋白，而人體會在睡眠期間清除堆積於腦中的β澱粉樣蛋白。

是否能夠將 β 澱粉樣蛋白清洗乾淨，關鍵在於睡眠的時間和品質。睡眠時間過短，非快速動眼期睡眠和快速動眼期睡眠失衡，β 澱粉樣蛋白堆積速度會加快，無法有效清洗完全。最後導致罹患阿茲海默型失智症的風險增加。

基本上，幾乎所有人晚上都會睡覺，但似乎很少有人會關心「睡眠品質」。無論年齡大小，只要長期苦於失眠或睡眠不足，未來罹患失智症的風險就會增高。所以首先必須要改善的是睡眠環境！

大腦過勞可以透過養成良好的睡眠習慣來改善。但如果忽視大腦過勞，還在中老年時期引發腦中風或是罹患憂鬱症，到了老年時期就很有可能會罹患失智症。

睡眠負債會引起全身不適

一旦失眠對大腦造成極大負擔，就會使大腦過勞，進而引發各種身心不適。這些症狀範圍相當廣泛，包括頭痛、暈眩、身體疼痛等。一般醫院沒有注意到根本原因在於大腦過勞和睡眠負債的情況並不少，因此，往往會使病患長期苦於這些病症。

失眠所引起的身心不適，包括頭痛、憂鬱狀態、喉嚨或舌頭疼痛、暈眩、自律神經失調，以及恐慌症等。

然而，這些身心不適從客觀角度來看，大多沒有明顯的異常，難以從外觀看出問題。因此，經常會視為是「精神上的問題」來處理。像這類沒有明確的異常或是無法客觀確定原因的症狀就稱為「不定愁訴」。

「不定愁訴」是指頭痛、肩膀僵硬、腰痛等不適症狀。第三章中介紹的病例四患者正屬於不定愁訴。

然而，**這些疼痛的根本原因並非頭部、肩膀或腰部本身，而是由於累積睡眠負債，導致大腦極度疲勞所引起的疼痛。換句話說，失眠導致的大腦過勞使自律神經出現問題，進而引發身體疼痛。**

人類大腦的額葉有舒緩疼痛的作用，但**當大腦因為睡眠負債而過勞時，額葉的功能會降低，反而對疼痛和其他症狀變得過度敏感。**

例如，舌頭痛、四肢發麻、出冷汗、噁心等，甚至出現心悸、呼吸急促、頭暈、走路搖晃、情緒低落或健忘等症狀（參照六十二頁）。

不應該將這些疼痛和症狀歸咎於想太多或是自認為的精神問題。

這些症狀是由於失眠引起血清素分泌不足，導致大腦過勞，對疼痛過度敏感。也就是說，這顯然是睡眠負債所引起的身體問題。

☆失眠造成的大腦過勞會使大腦疼痛調解功能下降

大腦的設計是，當感知到生命安全受到威脅時，為了保護自身，會啟動開關，讓人體感到「疼痛」。當然，大腦也具備「抑制疼痛」的功能，在面對極度強烈的疼痛時發揮作用。

身體的疼痛和刺激，會從皮膚、肌肉、關節等身體的末梢傳遞到脊髓的後角。後角扮演「閘門」的角色，會調整要傳遞給大腦的疼痛程度。在判斷身體感知到的強烈刺激為有害時，這個「閘門」就會開啟，將強烈的疼痛訊號傳送至大腦。

不過，從身體末梢傳遞至大腦疼痛的訊號並非是單向，也有從大腦傳送到脊髓後角抑制疼痛的訊號。

尤其是來自於情感和認知有關的額葉訊號，為了抑制疼痛和刺激，此訊號會關閉脊髓後角的閘門，即使有疼痛和刺激，也會調整成讓人體不會感覺到疼痛。

這是一種干擾疼痛訊號的路徑，名為「閘門控制理論（Gate Control Theory）」。

然而，**在大腦因失眠而過勞的狀態下，神經傳導物質的不足會讓大腦的疼痛調節功能衰退，導致閘門控制理論無法正常發揮作用，從而削弱了大腦對疼痛的抑制作用。**結果不僅是頭痛和腰痛，還會出現各種「原因不明」的疼痛。

失眠導致的高血壓會增加中風風險

若長期因為失眠或是睡眠負債無法獲得充足的睡眠，罹患腦中風的機率會大為上升。

日本人天生比較容易罹患腦中風，甚至曾經有過「腦中風是國民病」的說法。如今，隨著高血壓、糖尿病、高血脂等文明病的患者數增加，腦中風的發病率也日益上升。

是否會得腦中風，取決於個人的「血管狀況」。在年齡增長的過程中，腦血管會老化，失去彈性，血管也會不再健康，經年累月下，逐步形成動脈硬化。

由睡眠負債和失眠引起的高血壓若持續未改善，將進一步加劇動脈硬化，最終導致大腦血管阻塞，進而引發腦梗塞。如果高血壓症狀更加嚴重，大腦血管可能會破裂，增加腦出血或蜘蛛網膜下腔出血的風險。換句話說，睡眠負債引起的失眠所導致的高血壓，會大大增加罹患腦中風的可能性。

此外，據說日本人的個性與罹患腦中風的風險也有關。

容易罹患腦中風的人通常都是A型個性，此處的A型並不是在說血型，而是指「積極進取（Aggressive）」的A，其特色是「精力充沛、充滿工作熱忱、個性急躁、外向」。這種類型的人通常會一股腦地投入工作，忽視身體健康，同時又因為在意他人的眼光，經常覺得有壓力，所以罹患腦中風的機率比他人高出許多。

說到A型個性，政治人物和運動員因為腦中風倒下的新聞並不少見，例如長嶋茂雄（日本棒球教練）、田中角榮（前日本首相）、小淵惠三（前日本首相）等。

據我推測，**A型個性的人腦中風的主要原因是睡眠不足和失眠。**愈受到矚目的人，面對的壓力也愈大，因此長期入睡困難，進而演變成失眠問題……這類病症的背後，幾乎無一例外都與壓力和睡眠負債有關。由於睡不著引發的血壓上升，若是放任不管，將會面臨罹患腦中風的風險。

長期失眠會大幅提高罹患憂鬱症的風險

據悉，因失眠狀況所苦的人，在三年內罹患憂鬱症的風險約為一般人的四倍，若是失眠狀態持續超過一年，此風險會進一步提高四倍。

現代不規律的生活方式，也是造成失眠的原因之一。有調查報告指出，日本現在每五個人就有一個人有睡眠上的困擾，每一百個人則有一個人正苦於失眠。到了中年後，這一比例會再提高。

一般認為，除了處於這樣的環境外，還有一個原因是，日本人**天生就帶有更容易罹患憂鬱症的基因**。

首先，日本人**「個性認真且一絲不苟」**。他們具有強烈的責任感，對任何事情都追求完美，因此即便感到疲倦，仍會堅持工作，直到達到自己滿意的程度為止。

所以，會因為疲勞導致工作進展不順利並不讓人意外。但他們往往會認為無法完成工作是自己的錯，這是日本人身上經常會看到的認真態度，同時也是使他們更容易罹患憂鬱症的原因。

此外，日本人還有其他一些特徵，包括**「總是想做濫好人，無法說不」、「從未犯過任何錯誤的菁英」、「先入為主的思考」、「負面思考」、「二分法思考」**等。

就如同上述提到的思考方式，**日本人有太多顧慮，導致睡眠不足、失眠，進而累積睡眠負債，最終引發憂鬱症。**

還有一點是，憂鬱症初期階段的睡眠障礙，是失眠和憂鬱症進入惡性循環的警訊。

通常，睡眠時間不足，淺眠易醒，是典型的憂鬱症引起的失眠狀態。從睡眠的角度來看，**無法形成非快速動眼期睡眠和快速動眼期睡眠這組成的睡眠週期。換言之，由於無法熟睡，腦袋總是處於疲憊狀態，無法緩解憂鬱症帶來的痛苦。**

再加上，憂鬱症會增加將來罹患阿茲海默型失智症的風險。假設有超過二十五年的憂鬱症病史，阿茲海默症失智症的發病風險會達到一點七倍。也有統合分析報告指出，從憂鬱症確診到阿茲海默症失智症發病的時間，與發病風險呈正比。

此外，**Rotterdam Scan Study（二〇〇八年）的報告也指出，年輕時經歷過憂鬱症，阿茲海默症失智症發病風險會提高三點七六倍；在老年時期得憂鬱症，則會增加二點三四倍。**

請務必記住，長期無法入睡可能是陷入憂鬱症風險，以及未來阿茲海默型失智症惡性循環的開端。

第 4 章

睡眠門診藥物療法的最新資訊

睡眠門診的藥物療法

針對會導致各種疾病的睡眠負債，醫療領域目前也還在研究「該如何面對並治療失眠和睡眠障礙」，其中一個選項便是「藥物療法」。

長期處於失眠或睡眠負債等「無法入睡的狀態」，憂鬱症發症或是在將來罹患失智症的風險會大幅提高。在察覺到自身有失眠或睡眠負債的問題時，藉由改善生活習慣來恢復睡眠和健康是最理想的方式。然而，許多案例無法簡單靠自己的力量解決失眠問題，這也是不爭的事實。

要說面對失眠時該如何保護自己的身體，答案只有一個，那就是「睡覺」。如果靠自己無法入睡，那即便需要藥物的幫助，也應該設法達到目的。如此一來，就能減輕失眠對身體和大腦造成的傷害。

如今使用的安眠藥，相較於以往，安全性已提高許多。即便如此，根據藥物的使用方式，也有需要注意的場合與情況。

因此，首先我們要從俯瞰的角度來看良莠不齊的安眠藥醫療現狀。接著，我將會從預防失智症以及「記憶門診」專門醫生的立場出發，**介紹符合有效性和安全性的藥物療法。**

安眠藥的起源是巴比妥類的「巴比妥」

一般所知的安眠藥起源於一九〇三年開始使用的巴比妥類安眠藥「巴比妥」。這是一種具有中樞神經抑制劑作用的精神藥物，開發時的定位是鎮靜、麻醉和抗癲癇藥。與現今的安眠藥相比，其成分和作用有著相當大的差異。

巴比妥是一種具有強烈催眠效果的藥物，同時伴隨著成癮性和抗藥性等副作用，過量服用還會引發呼吸停止等，是副作用較多的藥物。

以眾所周知的例子來說，**芥川龍之介和瑪麗蓮・夢露就是因為過量服用此藥物而不幸去世**。由於過量服用的危險性，現在已經不再使用此安眠藥。

使用已久的苯二氮平類安眠藥

到了一九六〇年代，經改良更為安全的「苯二氮平類安眠藥」問世。自此之後，苯二氮平類安眠藥一直穩定占據主流地位，至今依然相當普及。

苯二氮平類安眠藥是作用於大腦中的苯二氮平受體，增強腦內抑制性神經傳導物

GABA（Gamma Amino Butyric Acid：γ-胺基丁酸）的神經傳導，從而消除不安和焦躁，放鬆身體肌肉，引導身心進入鎮靜、入睡狀態。

大腦中的苯二氮平受體分為兩種，分別是「ω1」與「ω2」，苯二氮平類安眠藥會同時對兩種受體產生作用。**「ω1」具有催眠作用，「ω2」則是具備抗焦慮與肌肉鬆弛的功能。**根據情況，這種組合有時是優勢，但也可能是帶來副作用的缺點。

☆苯二氮平類安眠藥的優點和缺點

說到苯二氮平類安眠藥的優點，首先是**比任何藥物都還要顯著的即效性，能夠提供穩定且確實的效果**。除了「ω1」的作用，「ω2」的抗焦慮作用對於因多慮和不安而難以入睡的人尤其有效。此外，「ω2」還具有肌肉鬆弛作用，對於舒緩肩膀僵硬等肌肉緊張的症狀也有幫助。對第一次使用安眠藥的人而言，苯二氮平類安眠藥能帶來穩定的療效。

另一方面，「ω2」的作用也有其缺點，**其中最需要注意的是「步態不穩」。**

肌肉鬆弛固然是優點，但也經常出現年長者夜間起床如廁時，因為藥物的作用導致身體無法施力而摔倒，導致骨折的案例。這是由於苯二氮平類安眠藥的肌肉鬆弛作用在睡眠期間仍然持續發揮作用，才會如此危險。

對於體力較好的年輕人而言，發生這類意外的機率較低，但對於基礎體力和肌肉力量不足的年長者來說，跌倒的風險則會大幅增加。因此，服用此類藥物時，首要注意的就是「步態不穩」的問題。

此外，還有其他需要注意的副作用，例如**白天嗜睡**、**注意力不集中或思考遲緩等殘餘效應，以及成癮性。**另外，藥物是否適合因人而異，藥物使用經驗的有無也會影響效果。

隨著服用的時間愈來愈長，會產生藥物的效果逐漸減弱的抗藥性。由於這個原因，有些人可能會自行決定增加服用的藥量，請千萬不要這麼做。

☆服用時的注意事項

例如，對於年輕女性、體重較輕的人和年長者，處方的藥物劑量必須格外謹慎。**體重的差異會明顯影響安眠藥的效果**。假設四十公斤的女性和八十公斤的男性服用相同劑量的安眠藥，體重較輕的女性當然會覺得藥效過強。

年長者也是相同的道理。年長者的內臟功能通常較弱，得看狀況調整安眠藥的劑量。因此，醫生必須謹慎考慮到年長者的半衰期（後面會詳細說明）比常人還要長。

以我來說，我會根據患者的體重、體質和身體狀況來調整，例如，一顆一毫克的藥片調整為半顆零點五毫克，甚至進一步再將劑量減半，如同「量身定做」般地開處方。調整適合每位患者的藥物和劑量，就能夠有效預防意外發生。

苯二氮平類安眠藥只要遵循與專業醫生討論後的劑量，並有未來停藥計畫（按照指示有計畫地停止服藥），就不是可怕的藥物。其療效已在醫療領域獲得認可。相比之下，人們至今對安眠藥的誤解與偏見，反而才是更大的問題。

●苯二氮平類安眠藥的主要種類和處方

三唑侖（酣樂欣）……半衰期二至四個小時　催眠、抗焦慮、肌肉鬆弛

溴替唑侖（戀多眠）……半衰期七個小時　催眠、抗焦慮、肌肉鬆弛

依替唑侖（DEPAS）……半衰期六個小時　催眠、抗焦慮、肌肉鬆弛（※）

上述列出的是苯二氮平類安眠藥中最常用於一般處方的藥物。藥物名為正式名稱，括弧內則是商品名稱，並附上半衰期與主要作用的說明。

大部分的藥物都有學名藥，因此，單從商品名稱來看，可能會誤認為是不同的藥物。學名藥原則上與原廠藥的成分相同，在品質、藥效與安全性方面也視為一致。然而，由於藥物的效果與副作用因人而異，**在服用時，應與醫生仔細討論後再決定要選擇哪一種藥物。**

※「依替唑侖（DEPAS）」在臺灣屬第三級管制藥物，請務必遵守法規與醫囑使用。

表示藥效持續時間的「半衰期」

選擇安眠藥時，最重要的是**「半衰期」**。

安眠藥的半衰期是指，從服藥後開始，藥物在體內達到最高血中濃度後，經代謝排除，使血中濃度減半所需的時間（即藥效減半所需時間）。

例如，被稱為是「睡眠誘導劑」的超短效型安眠藥，屬於藥效發揮迅速，同時代謝速度也很快的類型。這類藥物通常適用於入睡困難，但成功入睡後能依靠自身能力持續睡眠的患者。

根據半衰期安眠藥處方的特徵

①超短效型安眠藥

用法	藥效約三至四個小時的超短效型安眠藥適合難以入睡的人。此類藥物能幫助患者打開睡眠的入口，使人順利入睡。
特徵	這類處方藥對象主要是苦於入睡困難，尤其是在入睡階段感到焦慮的人。由於半衰期較短，具有快速發揮出效果的特性，而且幾乎不會產生「殘餘效應」。但必須注意的是，有不少案例因為入睡過程過於迅速，出現健忘的情況。 商品名：「酣樂欣」、「Amoban」、「Myslee」等。

②短效型安眠藥

用法	藥效約五至六個小時的短效型安眠藥，其睡眠效果比超短效型稍長，不僅適合難以入睡的人，也對夜間容易醒來的人有效。
特徵	這類藥物不僅能協助入睡，也能預防夜間中途醒來。與超短效型類似，較少出現殘餘效應的情況。 商品名：「Lunesta」、「戀多眠」、「Rhythmy」、「DEPAS」(※)、「Evamyl」、「樂得眠」等。

③中效型安眠藥

用法	藥效持續十二至二十四小時的中效型安眠藥效果較持久，適合容易入睡，但夜間會頻繁醒來的人。
特徵	這類藥物有助於控制睡眠，防止夜間醒來或清晨過早醒來。然而，由於作用時間較長，可能會在第二天產生殘餘效應。 商品名：「倍得亭」、「悠樂丁」、「Silece」、「美得眠」等。

④長效型安眠藥

用法	長效型安眠藥的藥效持續時間超過二十四小時，目的是讓人能夠長時間安穩地睡覺。此藥也會開給白天有焦慮症狀的人。
特徵	由於藥物的效果持續一整天，使用者會一直處於嗜睡狀態，可能會對日常生活造成不便。 商品名：「NELBON」、「Somelin」、「Insumin」、「Doral」、「Dalmate」等。

※「依替唑侖（DEPAS）」在臺灣屬第三級管制藥物，請務必遵守法規與醫囑使用。

現今最普及的Z-drug類藥品

繼傳統的苯二氮平類安眠藥之後，現今最為普及的安眠藥是Z藥，通稱「Z-drug」。

●Z藥的主要種類與處方

唑吡坦（使蒂諾斯）……半衰期兩個小時　入睡困難

唑匹可隆（宜眠安）……半衰期四個小時　入睡困難、半夜醒來

艾司佐匹克隆（盧內斯塔）……半衰期五個小時　入睡困難、半夜醒來

以上這三種安眠藥就是所謂的Z藥。減輕苯二氮平類安眠藥帶來的副作用，是更為普及的藥物。

為什麼這些藥物稱為「Z-drug」呢？只要將藥物名稱以英文書寫即可得知。

唑吡坦（Zolpidem）、唑匹可隆（Zopiclone）、艾司佐匹克隆（Eszopiclone）

如上所示，這些藥物名稱中都含有「Z」字，因此稱為「Z-drug」。

☆Z藥減輕了眩暈和殘餘效應

Z藥是在一九八〇年代從苯二氮平類安眠藥衍生出來的藥物，**這類藥物會選擇性地只作用於苯二氮平受體「ω1」。開發的目的為，減輕苯二氮平類安眠藥放鬆作用帶來的「步態不穩」和跌倒，以及因抗焦慮作用導致隔天嗜睡的問題。**

因此，Z藥的特徵為，會引導人體入睡，但不會產生肌肉鬆弛的作用，而且緩解焦慮的效果也比較低，隔天不會出現殘餘效應的問題。

通常稱之為「非苯二氮平類安眠藥」，但這個名稱其實有問題。Ｚ藥的原理只是稍微改變了苯二氮平類安眠藥的結構，使其選擇性地作用於「ω１」受體。提高ＧＡＢＡ作用的這一基礎，仍與苯二氮平類安眠藥相同。

Ｚ藥是現今最常開的處方藥，大部分的醫生都會將之當作第一選擇。**由於半衰期較短，且幾乎不會出現步態不穩和殘餘效應的情況，一般開藥對象為年長者、體重較輕的人，以及第一次服用安眠藥的人。**

上述三種藥物中，使用上最沒問題的是艾司佐匹克隆（盧內斯塔）。比起其他兩種Ｚ藥，艾司佐匹克隆的特徵是出現成癮性、抗藥性、健忘的機率較低，而且半衰期也比較長。

此外，**艾司佐匹克隆有一毫克到三毫克三種劑量，藥量調節更為方便。**舉例來說，年長者可以從一毫克開始服用，如此就能減少事故發生的風險。

不過艾司佐匹克隆有一些其他無關於藥效的問題。例如，有些案例無法忍受此藥物**特有的苦味**，從而停止服用。部分患者在服藥後的次日，覺得口中殘留著像是啤酒的苦味，對女性來說尤其難以忍受。當然，這種苦味本身並不會對身體造成危害。

其他兩種藥物的特徵分別是，**唑吡坦（使蒂諾斯）適合難以入睡的人，但不適合會中途醒來的人。若患者有憂鬱症狀，會選擇唑匹可隆（宜眠安），避免中途醒來。**如上所述，醫生會根據病患的症狀，選擇不同的藥物。

☆不可忽略的Z藥副作用

Z藥的優點是消除了肌肉鬆弛的作用，但也帶來一些意想不到的風險。

一般的苯二氮平類安眠藥具有肌肉鬆弛的作用，會使身體難以活動，患者在晚上前往如廁時會發現自己步態不穩，進而避免勉強自己去上廁所。

相對的，**Z藥沒有肌肉鬆弛的作用，反而出現一個嚴重的問題：在睡覺期間，患者會像夢遊症一樣，大腦處於睡眠狀態，但身體卻可以隨意活動。此外，服用後若發生中途醒來的情況，患者有時會出現完全不記得這件事的情況，也就是所謂的「短暫性全面失憶症」**。像是把冰箱食物都吃光，卻不記得自己中途有醒來的案例並不少見。

尤其是正在減肥的人，當他們利用安眠藥消除減肥的壓力時，理性就會消失。**身體會在睡夢中擅自行動，大量進食。第二天就會處於完全不記得自己吃了那些食物的可怕情況。**

由於這些特徵，相較於年長者，Z藥在年輕人身上更容易發生問題。**由於安眠藥會抑制掌管記憶的海馬迴，患者不會記得半衰期結束前的事情。**服用Z藥的案例中，甚至有在睡夢中和朋友打電話聊天這種極端的例子。

也就是說，由於沒有辦法靠意識阻止，身體會擅自行動，實現平時受到理性壓抑的欲望。然而，到了隔天早晨，患者卻完全不記得這些事……例如，本來應該是在睡覺，結果第二天早上發現冰箱裡的食物不見了，這正是此副作用所導致的情況。

☆服用安眠藥引起重大事故的案例

尤其以年輕人來說，服用Z藥後，即便大腦處於睡眠狀態，但由於沒有肌肉鬆弛作用，他們依然能夠跑步或駕駛。

事實上，已經出現了許多事故與身體在無意識下行動有關。例如，沒有自殺傾向，卻從高樓跳下，導致死亡或重傷等。

此外，**如果攝取酒精後服用Z藥，藥效會增強，進而導致副作用更為嚴重。所以必須再三警告患者，不可以同時攝取酒精和Z藥。**

如上所述，請務必記住，**Z藥會產生出身體在無意識下活動的危險性。**由於這種危險，在開處方給十幾到二十幾歲的患者時要多加留意。像是唑吡坦（使蒂諾斯）等

Z藥適合中老年人或年長者，不過**有鑑於這個副作用，不建議身體健康的年輕人服用。**

褪黑激素受體促效劑引導的自然睡眠

「褪黑激素受體促效劑」是根據與苯二氮平類安眠藥不同的機制產生作用的安眠藥。在日本首次上市的年份為二〇一〇年。褪黑激素是由大腦的松果體分泌的荷爾蒙，能夠依照生理時鐘的晝夜節律於夜間分泌，幫助切換清醒與睡眠狀態，引導身體自然進入睡眠。

褪黑激素受體促效劑作用於大腦的視神經交叉上核（生理時鐘的中樞）。早上晒到陽光時，褪黑激素的分泌會停止，並在十四至十六個小時後再次分泌，進入「睡眠模式」，從而引導人體進入與生理時鐘同步的生理性睡眠週期。

●褪黑激素受體促效劑的主要種類與處方

雷美替胺（柔速瑞）……半衰期一個小時　入睡困難

褪黑激素（Melatobel）※適用於兒童……半衰期一點四小時　入睡困難

褪黑激素受體促效劑最大的特色是「安全性非常高」。原本就作用於與睡眠密切相關的褪黑激素受體，能夠引導人體進入接近自然的生理性睡眠，幫助入睡。不僅沒有成癮性的問題，肌肉鬆弛的作用也較小，而且幾乎不會出現健忘或步態不穩的情況。對於入睡困難和半夜醒來也有一定的療效。

此藥物適合因時差無法入睡的人，以及年紀大加上日夜顛倒導致失眠的人。也就是說，這個藥物的設計，是針對只要能夠調整生理時鐘的失調，就能入睡的人。由於其高度的安全性，在美國甚至有在販售類似的保健產品。然而，對於深受失眠困擾的人來說，效果大多不甚理想。

食慾素受體拮抗劑能否引領安眠藥革命？

如今市場占有率正迅速擴大的「食慾素受體拮抗劑」，是一種透過阻礙促使大腦清醒的神經傳導物質「食慾素受體」，來幫助大腦自然進入睡眠狀態的藥物。

食慾素是日本筑波大學的柳澤正史教授和櫻井武教授等人在一九九八年於美國發現的一種神經傳導物質。

此重大發現根本堪比諾貝爾獎級別。食慾素主要在下視丘發揮作用，並**作為指揮中心，控制正腎上腺素、乙醯膽鹼等其他與清醒相關的神經傳導物質，以維持清醒**

與睡眠有關的神經傳導物質

清醒類神經傳導物質	睡眠類神經傳導物質
・正腎上腺素 ・乙醯膽鹼 ・血清素 ・多巴胺 ・**食慾素（指揮中心）**	・GABA ・褪黑激素

狀態。

順帶一提，**下視丘是維持生命不可或缺的大腦重要區域，為掌管進食、體溫調節等的中樞。**

☆食慾素受體拮抗劑安眠藥的睡眠機制

當食慾素作用於食慾素受體時，會刺激大腦的清醒系統，使其活化，從而維持清醒狀態。反之，若阻礙食慾素受體，大腦便會自然而然地進入睡眠狀態。

食慾素受體拮抗劑以阻礙食慾素受體的方式來抑制清醒系統的作用，從而使人體自然地進入生理性睡眠狀態，有助於改善睡眠障礙（失眠）。睡眠與清醒之間的關係猶如翹翹板，食慾素可以說是維持兩者平衡的關鍵物質。

此藥物**有望於透過對受體的拮抗作用，使食慾素無法發揮作用，從而引導人體在既自然又不費力的情況下進入睡眠。**

☆食慾素受體拮抗劑的特徵

食慾素受體拮抗劑是目前最受關注的安眠藥，是開發熱潮中安眠藥領域的希望。在日本，繼二〇一四年批准「Belsomra」後，二〇二〇年「達衛眠」也獲得許可。此外，美國也正在開發相關的新藥。

●食慾素受體拮抗劑的主要種類和處方

Suvorexant（Belsomra）……半衰期十個小時　　入睡困難、半夜醒來

lemborexant（達衛眠）……半衰期四十七至五十小時　入睡困難、半夜醒來

食慾素受體拮抗劑不會勉強打亂清醒與睡眠的週期，**有望以自然的方式控制睡眠和清醒狀態**。因此，有機會在避免對一天二十四小時的週期與晝夜節律造成負擔的情況下，減少半夜醒來，獲得自然的睡眠。從這點來看，安眠藥成癮性低也是其特點。

然而，這類藥物仍然有副作用。**可能會苦於頭痛、做惡夢或是奇怪的夢境**，這些症狀與快速動眼期睡眠有關。常見的副作用是隔天出現嗜睡的殘餘效應。這是受到藥物半衰期較長所影響，例如，達衛眠的半衰期長達四十七至五十小時。而老年人更須多加注意此情況。

專欄 3

發現食慾素的故事

「食慾素」是控制睡眠與清醒的腦內神經傳導物質之一。一九九八年，日本筑波大學的柳澤正史教授和櫻井武教授等人在美國發現此物質。目前，以針對此物質的研究為基礎，新的藥物正不斷問世。

根據軼事所言，食慾素的發現源自於「反向的思考」。通常，在尋找新的神經傳遞物質時，會直接鎖定物質本身，然而，柳澤教授等人採取了與常識相反的思考方式。他們並未探究神經傳導物質本身，而是從神經傳導物質本身作用的受體下手。

一般都會將神經傳導物質與其受體之間的關係比喻成「鑰匙」與「鑰匙孔」。柳澤教授等人在這時先找到的不是鑰匙而是鑰匙孔。

他們在下視丘外側區域（下視丘也可以說是生命活動的中樞）發現一個未知的鑰匙孔，這個鑰匙孔能接收至今從未發現過的神經傳導物質。

那這個新發現的食慾素有什麼作用呢？

由於下視丘是動物的生命中樞，他們推測該受體應該與「進食」等本能行為有關，加上下視丘的外側區域是進食中樞，因此，最初他們認為食慾素可能是一種與進食相關的物質。

然而，**研究結果顯示，食慾素與「人類的清醒狀態有關」。**

食慾素於一九九八年發現，直到翌年，也就是一九九九年才得出與「睡眠與清醒有關」的結論。

專科醫師開立的非安眠藥治療失眠藥物

到目前為止介紹的藥物，在醫藥品分類中被稱為「安眠藥（助眠劑）」。然而，當患者的症狀無法透過這些安眠藥改善時，專業醫師會考慮下一步的治療方案。**畢竟，即使是一般安眠藥無法解決的頑固失眠，也一定有「能夠發揮療效的藥物」。**

例如，**歸類在抗憂鬱藥的「選擇性血清素再回收抑制劑（Selective Serotonin Reuptake Inhibitor，SSRI）」**，其作用是抑制腦內神經的血清素再吸收。基於這些藥物的特性，若能夠靈活運用，就能夠有效促進睡眠。因此，以藥理作用為基礎的應用及其實證研究尤為重要。

醫生會根據藥物成分的分析、仔細研讀學術會議論文，以及豐富的經驗，結合一切手上可取得的資訊，為患者找到「一定有效的藥物」。

其中一個例子就是利用SSRI來幫助進入深度睡眠。SSRI是一種高安全性的抗憂鬱藥物。在一般安眠藥無法有效幫助睡眠的情況下，許多患者只需少量服用就能夠熟睡。

此外，**「Desyrel」和「Reflex」與SSRI一樣，經常用於治療失眠的抗憂鬱藥**，對頑固性失眠的效果尤其顯著。**「津普速」則是治療失眠的最後王牌，屬於非典型抗精神病藥物。**

☆關於失眠的藥物治療法的誤解和偏見

最近醫學專業期刊上發表了，關於治療失眠的藥物在急性期與長期使用中的有效性、安全性以及副作用的重大數據。

※資料來源：Franco D C et al., (2022) Comparative effects of pharmacological Interventions for the acute and long-term management of insomnia disorder in adults: a systematic review and network meta-analysis Lancet ; 400 : 178 - 84

全球一百七十個睡眠醫療專門機構的資料，針對臨床上使用的安眠藥進行網路分析。以下將詳細介紹這些資料的概要。

數據的彙整

●急性期（針對現在睡不著時的安眠藥）

根據數據顯示，目前已經確認苯二氮平類安眠藥和Z藥在大部分的情況下，都表現出其療效。相對的，褪黑激素受體促效劑與Drewell睡眠改善藥（可在日本藥妝店買到的藥物）的效果與安慰劑的程度相當。

安慰劑是指用無效成分製成的偽藥，例如，用麵粉假裝成藥物讓患者服用。即便本身並非含有藥效成分，服用者因為心理暗示仍可能會覺得有些微的效果。也就是說，得到的結果是，褪黑激素受體促效劑與Drewell睡眠改善藥的效果極低。

數據中指出，Z藥中的唑匹可隆（商品名：宜眠安）與唑吡坦（商品名：使蒂諾斯）的一些注意事項。兩者的肌肉鬆弛作用較弱，在藥效發揮期間，患者仍可活動，因此，容易發生從樓梯上跌落或是夢遊症等情況。

●長期（是否能夠長期服用）

據報告指出，能夠長期使用的藥物有，Z藥中的艾司佐匹克隆（商品名：盧內斯塔）與食慾素受體拮抗劑的Lemborexant（商品名：達衛眠），這兩者的效果顯著，中途停藥的患者也較少。

這裡列出的數據結果只是其中的一小部分，我想告訴大家的是：「一定有適合你的安眠藥！」。請與醫生討論，找到最適合你的藥物，戰勝失眠。

安眠藥Q&A

以下彙整了患者較常詢問，有關安眠藥的疑問。

Q 不依賴安眠藥比較好？

A **失眠應該利用藥物控制**

在日本昭和初期，「高血壓最好不要依賴藥物治療」的觀點曾是主流。然而，再怎麼注意飲食，例如減少攝取的鹽分等，再怎麼運動預防肥胖，都難以改善高血壓。

在這樣的情況下，「服用降血壓藥，可以大幅降低罹患心臟病和腦中風的風險」才逐漸成為大眾的共識。

中老年人服用血壓藥來控制偏離正常的血壓，是通往「健康長壽」的車票。

然而，對於安眠藥，至今仍然存在許多誤會和偏見。

例如「只是失眠而已死不了」、「依賴藥物是精神脆弱的人才會做的事情」、「一旦開始服用藥物，一輩子都得吃藥」等。

但事實上，世界衛生組織（WHO）也發表聲明表示，**失眠和高血壓一樣是萬病的根源。**

正如第三章所提到的，失眠會引發高血壓、糖尿病，提高罹患腦中風、失智症等風險。所以才會說，失眠應該要服用藥物控制。

Q 安眠藥會成癮嗎？

A 妥善使用會是健康長壽的藥

這一點也可以與高血壓進行比較。在昭和時代，有些人不願服用降血壓藥，常常掛在嘴上的話是「只要開始吃了之後，就得吃一輩子，因為會成癮……」。

事實並非如此，**就未來的健康來說，每天控制血壓相當重要，所以才得服用藥物。**但如果能夠透過減少食鹽攝取、運動減肥等方式成功讓血壓恢復正常，當然就不必服用藥物。然而，遺憾的是，儘管在生活習慣上費盡心思，依然有許多高血壓患者必須服用降血壓藥。

對有失眠體質的人來說，安眠藥也是同樣的道理。若服用一般的安眠藥，就能夠順利進入熟睡狀態，那就沒有問題。比起擔心成癮的問題，更應該優先改善失眠。強行停止服用安眠藥，承受失眠之苦，結果只會「百害而無一利」。因此，**有失眠體質的人不是「最好不要吃藥」，而是「必須吃藥」。**

服用固定劑量的藥物就能夠入睡，**並不算是成癮。成癮是指超過常規用量，損害身體的健康。**換言之，必須服用的藥物，不適用「成癮」這個概念。

就好比適度飲酒的話，「酒就會是百藥之首」一樣。順帶一提，也有學術數據顯示，「苯二氮平類安眠藥與酒精成癮性相當」。因此，只要善用藥物，就不必擔心成癮的問題。

成癮是指用量不斷增加，日益加劇。與醫生詳細討論後，服用合理的用量，安眠藥也可以成為促進健康長壽的良藥。

※「薬物の依存性のデータ」Lancet（http://www.thelancet.com Vol 369 March 24 2007）

Q 現在服用的安眠藥沒有效果該怎麼辦？

A **首先應與醫生討論。請勿自己決定是否增減藥量**

有些人認為「安眠藥吃多了會產生抗藥性，愈吃愈沒有效果」。但來我的診所就診的患者中，幾乎所有人都連續二十年服用相同劑量的安眠藥，甚至也有人逐漸減少劑量，愈服用效果愈差的情況相當罕見。

不過，有些藥物因為本身的藥理作用，效果較容易減弱。此外，患者的生活環境發生變化時，也可能出現原本的藥物和劑量無法幫助入睡的情況。

最重要的是先與醫生討論，**千萬不可自行判斷，隨意增加或減少藥物劑量。**

例如，採取適當的方式逐步減少服用的藥劑量，或是在減量的過程中換成其他藥物，邊調整邊減少用量等，從整體上考量情況並尋求最佳方案。因此，減少藥物時務必與醫生共同進行，同樣地，增加用藥量時也應遵循這一原則。自行判斷不僅可能無法改善失眠，甚至可能會使情況更糟，導致更加難以入睡。

要與醫生討論時，**首先必須確認對方是否是個能夠設身處地為患者著想的醫生。**除此之外，也應避免選擇過於極端或是過分堅信個人想法的醫生。對醫生而言，最重要的是平衡感，會根據患者的症狀靈活應對，並在發現情況出現變化時，可以迅速改變治療方針。

結論是，關鍵在於要找到一位優秀的主治醫生。

儘管如此，如果目前服用的安眠藥已經無法幫助入睡，例如，**至今的劑量不再有效，務必如實向主治醫生說明情況**。醫生一定會從眾多藥物中選出最適合的藥物。

Q 安眠藥會導致失智症嗎？

A 安眠藥的「服用年數與累積服用量」與失智症發症沒有關係

「長期服用安眠藥會得失智症嗎？」這是相當多患者心中的疑慮。關於服用苯二氮平類安眠藥是否會「抑制」、「不影響」或者「加速」認知功能退化，現有的研究論文結論並不一致，內容良莠不齊。

不過，針對年長者的研究中，確實有許多論文指出「服用苯二氮平類安眠藥，更容易引發失智症」。這些研究推測，年長者因為失眠服用苯二氮平類安眠藥，可能間接促使失智症發症。實際上，有許多患者在開始服用苯二氮平類安眠藥一到兩年後，便被診斷罹患失智症。

然而，這並不代表服用苯二氮平類安眠藥就會得失智症，**而是在失智症即將發症的階段，身體發出失眠和失智症的警訊。**

在失智症發展的過程中，年長者的身體會開始出現如同於警訊的症狀，例如生活作息顛倒，白天昏睡，晚上無法入睡的情況已經愈來愈理所當然。在這時服用苯二氮平類安眠藥也無法解決日夜顛倒的問題。使用抗失智症藥或是抗憂鬱藥來提高白天的清醒度反而更為重要。

這些藥物能夠活化乙醯膽鹼和血清素等與清醒類的神經傳導物質（參照兩百一十五頁）。也就是說，**年長者白天保持活動力，晚上自然就能夠入睡。**

就結論來說，安眠藥並不會使人罹患失智症。

也有研究數據顯示，服用安眠藥的「年數和累積用量」與失智症發症沒有任何關

係。即便從年輕時開始，在並未成癮的情況下長期服用相同的安眠藥，也不會引發失智症。

第5章

不依賴藥物的「深層睡眠」實踐法

食慾素是提高睡眠能力的關鍵

閱讀到這裡，相信大家都已經完全了解，失眠其實是自身生活習慣引發的問題。

在電燈尚未發明的時代，失眠並不像現在一樣是這麼嚴峻的問題。當時的人們日出而作，日落而息，白天耕作或是捕魚，晚上則是吃飯、飲酒和休息。如此規律的生活並不會引發失眠。

然而，隨著現代文明的發展，電燈的發明讓一天的作息發生劇變，生活更加便利且多樣化。即便到了夜晚，人們仍然可以工作或是享受娛樂。生活節奏的多樣化，隨著數位化時代的到來進一步加速。

然而，人類的身體卻無法完全適應這種多樣的生活方式。由於無法達到平衡，結果導致了失眠和睡眠負債等問題。

其中的關鍵在於以食慾素為核心的神經傳導物質。這些隨著生理活動分泌的神經傳導物質，掌控著人體是該保持清醒還是進入睡眠狀態。在先前的章節中，已經針對重點進行說明，本章將要為各位進行全面彙整。

要想擁有良好的睡眠品質，跟隨過去白天活動身體來提升活動力，晚上則進入休息的狀態的生活節奏最為理想。但只是晚上躺在床上，下定決心「好！睡覺吧！」並不足以保證良好的睡眠。當然，這並不代表必須回到農耕時代的生活方式。最後，本書將介紹如何在數位化社會過著理想生活的小訣竅。

食慾素是睡眠和清醒的指揮官

在熟睡的習慣中，食慾素是關鍵的角色。

正如第四章第一百九十四頁所提到的，食慾素是一種神經傳導物質，透過指揮與清醒有關的正腎上腺素、乙醯膽鹼等物質來控制清醒狀態。與此同時，也與促進睡眠的神經傳導物質，如GABA等維持之間的平衡。

下一頁的圖表顯示，以食慾素為核心的生理活動是如何變化的。**圖表中的箭頭表示促進活化的作用，虛線則表示抑制（鎮靜）的作用。**

食慾素與各種腦內物質之間會相互作用，在其中扮演核心角色，負責控制身體是朝向休息的方向還是清醒的方向發展。

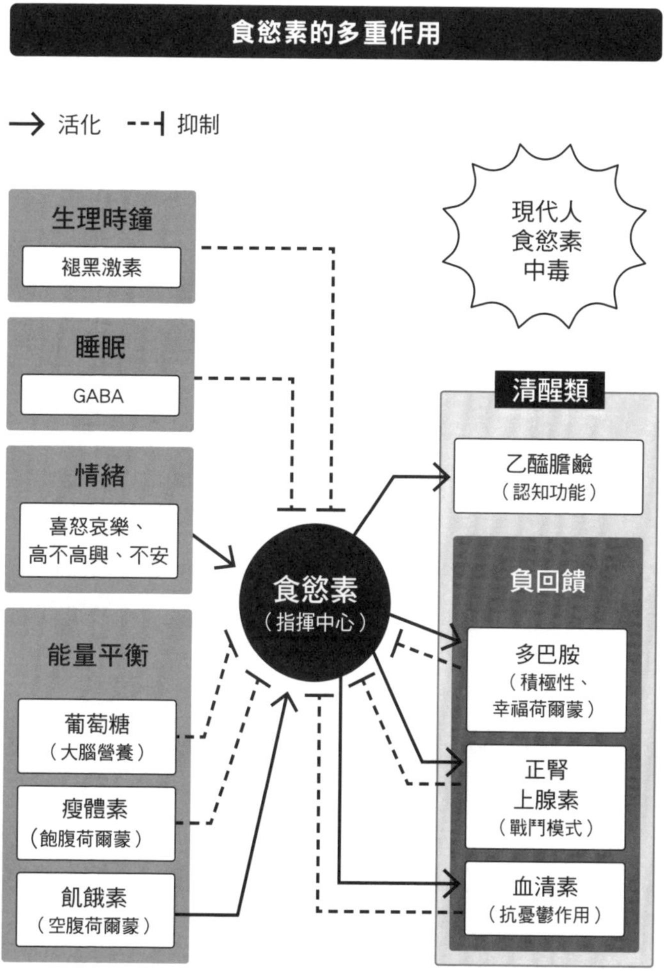

資料來源：根據Sakurai T：Nat Rev Neuro 8（3），171-181，2007製作

食慾素是指揮精神和肉體順利活動的腦內物質。長時間沒有睡覺地活動，效率會逐漸降低，因此，食慾素負責切換人體的清醒和睡眠狀態。

當食慾素在腦內處於活躍狀態時，會發出「醒過來吧！」的指令。相反地，當食慾素的作用減弱時，身體會切換成休息模式，引導人體入睡。不過，現代人的大腦總是在刺激食慾素，大喊「醒過來吧！」，結果不知不覺中導致食慾素過度活躍，從而造成睡眠負債。

☆掌管體內時鐘的食慾素

食慾素會與許多腦內物質相互作用，其中之一就是上頁圖表左側的褪黑激素。褪黑激素是從大腦松果體分泌的荷爾蒙，作用於生理時鐘（即晝夜節律，與一天二十四小時週期有關的生物時鐘），能夠幫助切換清醒與睡眠狀態，並**引導人體自然入睡**。

當褪黑激素的分泌減少時，白天食慾素的分泌會增加，進而增強活動力，相反地，夜晚來臨，褪黑激素的分泌會增多，食慾素的作用會減弱，進入睡眠模式。正因如此，褪黑激素又名為「生理時鐘荷爾蒙」。

褪黑激素的分泌主要是受光線調節。人體沐浴在陽光下時，褪黑激素的分泌會減弱，直到起床後十四至十六小時，在自生理時鐘的指令下再次分泌。也就是說，在一天的活動中，早上起床照射到陽光時，褪黑激素的分泌會暫時減少，之後隨著夜晚的降臨，分泌量會增加。

然而，晚上若是接觸到手機的螢幕光或便利商店的強光，褪黑激素的分泌會再次減弱，進而維持食慾素占據優勢的狀態迎接夜晚，導致無法順利入睡。

隨著年齡的增長，褪黑激素的分泌會減少，因此年紀大了之後，許多人會半夜頻繁醒來，或是一大早就清醒起床。

☆調整睡眠品質的GABA

GABA的正式名稱為γ-胺基丁酸，是大腦中的一種神經傳導物質，能夠抑制神經的興奮，幫助身心放鬆。而且**具有消除焦慮和煩躁，促進副交感神經活動，引導人體進入睡眠狀態的作用。**

從兩百一十五頁的圖表可以看出，GABA具有不受食慾素支配的抑制作用。

苯二氮平類安眠藥會增強GABA的作用，抑制大腦興奮，促進睡眠。藉由飲食來增加GABA的方法，能夠避免過度增加體內的GABA，如此就不會導致過度嗜睡或成癮的問題。詳細內容稍後會介紹。

不過，利用苯二氮平類安眠藥增加GABA的方法，由於隨著劑量的多寡，效果也會出現差異，有時會出現攝取過多GABA的情況，進而產生副作用，例如白天嗜睡等。這點在第四章已經進行說明（參照一百八十頁）。

☆讓喜怒哀樂等情緒甦醒

大腦邊緣系統是腦內負責掌控情緒（情感的變化）的區域，當情緒高漲時，食慾素的分泌會增加，注意力也會提高，進入「醒過來吧！」的模式。

在人類的歷史中，這也是**保護生命**的一種功能。例如，在遇到蛇或獅子時，因為感受到恐懼，食慾素會活化，使大腦進入高度清醒的模式。這麼一來，就能迅速做出「是逃跑還是戰鬥？」的決定，並做出靈活的行動。

因此，在睡前觀看恐怖電影等會讓大腦興奮，影響入睡，必須多加留意。

相反地，當受到的刺激不會動搖情緒時，食慾素就不會活化。這就是為什麼在無聊的課堂上容易感到睏倦。

☆食慾素也受代謝控制

與代謝相關的葡萄糖、瘦體素和飢餓素等荷爾蒙會對食慾素進行調節。葡萄糖從血液中被全身的細胞吸收，成為能量來源。血液的葡萄糖濃度就是所謂的血糖值。當血糖過高時，食慾素的分泌會受到抑制，這就是為什麼飯後容易想要睡覺的原因。

反之，當血糖較低時，食慾素會活化。在人類的歷史中，最可怕的莫過於飢餓。在感到飢餓時，食慾素會發出「現在不是睡覺的時候！快去尋找食物！」的指令，讓大腦保持清醒。

瘦體素又稱為「飽腹荷爾蒙」，於進食後從脂肪組織分泌。瘦體素會向大腦的下視丘發送吃飽的訊號，從而抑制食慾，促進能量消耗，使血糖下降。進食後血糖上升時，瘦體素會抑制食慾素的分泌；當瘦體素或血糖下降時，食慾素則會活化。

與瘦體素相反，**飢餓素是促進食慾的荷爾蒙，又名為「空腹荷爾蒙」**。空腹時從胃部分泌，藉由血液對大腦作用，刺激食慾，引發飢餓感。在這個過程中會活化食慾素。

空腹時，試圖入睡卻無法入睡是理所當然的事情，為了保持瘦體素和飢餓素的平衡，睡前也要適量進食比較好。

專欄 4

瘦體素與飢餓素的平衡
是睡眠與預防肥胖的關鍵！

在睡眠與食慾的關係中，之前已經介紹了瘦體素和飢餓素。

瘦體素是為了在飯後使血糖下降所分泌的荷爾蒙，同時也會抑制食慾素。因此，飯後會感到昏昏欲睡。相反地，飢餓素是促進食慾的荷爾蒙，還會活化食慾素。在飢餓狀態下，大腦會更加清醒。

瘦體素和飢餓素之間若是取得平衡，自然不會出現問題。不過**睡眠不足時，瘦體素的分泌會受到抑制，飢餓素的分泌會增加，從而促進食慾，導致肥胖。**

此外，瘦體素減少和飢餓素增加，會共同活化食慾素，進而形成一個失眠愈加嚴重的惡性循環。

由此可知，與食慾相關的瘦體素和飢餓素，以及與清醒、睡眠有關的食慾素，兩者有著密切的關係。

因此，我們的睡眠問題，其實也可以說是身材的問題。

☆清醒類神經傳導物質與食慾素的關係

兩百一十五頁圖表的右側是清醒類的神經傳導物質。

乙醯膽鹼是與認知功能有關的神經傳導物質。**多巴胺**是與獎勵、積極性、好奇心、動力和精力有關的神經傳導物質。**正腎上腺素**是交感神經中的主力，對自律神經產生作用後，會提高血壓和脈搏，增加血流量，使身體容易活動。

血清素則控制正腎上腺素和多巴胺，幫助穩定情緒，也具有抗憂鬱作用。同時會促使早上神清氣爽地醒來，調整自律神經。**正腎上腺素提升戰鬥模式，血清素則有助於在不引起焦慮的情況下提高活動力。**

值得注意的是，除了乙醯膽鹼外，**多巴胺、正腎上腺素和血清素都會對食慾素產生「負回饋」。**

意思是，如果食慾素過度發出「醒過來吧！」的指令，這些物質反而會發揮出抑制食慾素分泌的作用。

因此，必須在白天保持活力，以增加這些與清醒相關的神經傳導物質。**如果白天只是發呆度過，負回饋作用就無法發揮，晚上食慾素仍然會處於活化狀態，導致無法入睡。**

年長者會出現晝夜顛倒，無法入睡的情況，是因為負回饋作用無法發揮，導致晚上食慾素仍相當活躍。

在COVID-19疫情期間，因為活動受限，理所當然地出現了更多失眠的人。

只要改善生活習慣就不需要藥物

在了解食慾素及其周圍的神經傳導物質控制著人體的清醒與睡眠後，接下來將要解釋實際上應該要做的事。

①增加白天的活動量
②早上晒太陽促進褪黑激素的分泌
③養成正常的飲食習慣，控制食慾素，增加瘦體素
④不要空腹睡覺，睡前稍微進食避免血糖過度上升
⑤利用腸道活動來調整自律神經
⑥攝取會使身體深處的體溫下降的食物
⑦利用GABA提高睡眠品質
⑧採納地中海式飲食

①增加白天的活動量

白天活動可以增加正腎上腺素、血清素和多巴胺的分泌。重點在於，規律地生活，維持生活節奏，對身體和大腦進行刺激，在白天保持清醒。

只要這些神經傳導物質在白天分泌充足，夜間就會發揮負回饋作用，抑制食慾素發出「醒過來吧！」的指令。

首先，**早上起床後，確實地沐浴在明亮的太陽光下。如此，在十四至十六小時後，褪黑激素的分泌會自動啟動**。白天要活動身體，例如，散步、做伸展操等，或是與他人進行交流，活化大腦。如果要睡午覺，請在午餐後到下午三點之間完成，並且時間要控制在三十分鐘左右。

為了預防阿茲海默症，我會建議患者**養成強化「認知預備力」的生活習慣**。認知預備力是指，能夠讓我們避免苦於因老化導致的身體不適和失智症，**理想的情況是有效結合「智力活動」、「地中海式飲食」、「有氧運動」、「社交」以及「熟睡習慣」等要素**。請務必在白天的活動中，加入可以強化認知預備力的習慣。

以智力活動為例，相較於自己做填字遊戲，與對手一起玩撲克牌或圍棋更佳。現在也有一些手機遊戲可以和玩家對戰，但這與在現實中交流的效果相差甚遠，因此我並不推薦。

運動方面，建議選擇能與他人互動的活動，例如，參加健身房的課程或是多人一起上課的運動課程等。多人一起進行的跳舞、高爾夫、網球等具有競技性的運動能夠激發戰鬥模式，活化正腎上腺素。

此外，散步、騎腳踏車、游泳、瑜伽等**有「節奏感」的運動**，能夠活化血清素，開啟大腦的預設模式網路。

散步不僅是運動，還能感受到季節和氣溫的變化，還有微風徐徐的感覺，透過五感來體驗，對緩解大腦過勞相當有益。

②早上晒太陽促進褪黑激素的分泌

早上起床後晒太陽，對晚上啟動分泌褪黑激素的開關非常重要。養成每天在固定時間起床的生活習慣，有助於讓睡眠時間更加規律。

到了傍晚，要有意識地進入休息模式，避免看手機螢幕等強光。在褪黑激素分泌逐漸增加時，如果暴露在強光下，就會抑制褪黑激素的分泌，導致難以入睡。

另外，**由於色胺酸是合成褪黑激素的材料，建議從飲食中攝取含有色氨酸的食物，例如，乳製品、肉類、豆類、大豆製品、鮭魚卵、明太子、香蕉、酪梨等。若搭配含有維生素B_6的食物，如大蒜、開心果、糙米、肝臟、鮪魚、鰹魚、雞柳、雞胸肉等食用，還能促進色氨酸的合成。**

③養成正常的飲食習慣，控制食慾素，增加瘦體素

據說**「按時吃飯，細嚼慢嚥」**的飲食習慣，能夠活化食慾素及促進肌肉中的糖代謝，也有助於**預防肥胖**。因為食慾素位於大腦下視丘的進食中樞，除了負責掌控清醒與睡眠，還會根據情緒和能量的平衡來調節進食行為。

增加瘦體素的分泌，有助於減肥與改善睡眠品質。**要增加瘦體素，就必須攝取蛋白質**。不僅是肉類，還要均衡攝取魚類、雞蛋、起司、豆類等動物性和植物性蛋白質。此外，根據研究結果可得知，**高強度的運動有助於減緩飢餓素的分泌**。

④不要空腹睡覺，睡前稍微進食避免血糖過度上升

如同先前所說的，食慾素也會控制人體的飲食行為。空腹時，食慾素會發出「醒過來吧！」的指令，所以如果遇到睡不著的情況，**建議在睡前約一個小時，吃一些能夠使血糖緩慢上升的食物，有助於入睡**。之所以強調「使血糖緩慢上升」，是因為吃甜食等，在血糖激增（飯後血糖急速上升再急速下降）的狀態下睡覺，血糖會在兩到三個小時後急遽下降，進而活化食慾素，使人從睡夢中醒來。

要緩慢提升血糖，關鍵在於要選擇低GI（※）的食物。**推薦可當作消夜的低GI食物有牛奶、優格、起司、奇異果、草莓、蘋果、藍莓、堅果等。**

※　GI（升糖指數）是用來表示食用含碳水化合物的食品時，血糖值上升速度的指標。指數為55以下的稱為低GI食品。

優格和起司既好消化又有飽足感，不會對胃造成負擔。推薦可以在優格中加入橄欖油和水果。但必須注意，過量的水果容易使血糖上升。

不僅能消除空腹感，還能促進瘦體素分泌，使血糖下降。此外，**添加橄欖油後食物還會到達腸道，刺激副交感神經，達到放鬆的效果。**

臺灣的研究論文指出，**讓失眠的人睡前吃奇異果，可以改善他們的不適症狀。**（※）奇異果富含抗氧化物質和血清素，有助於緩解睡眠障礙。此外，**攝取含有鎂的食物**，例如，**核桃、杏仁、花生等堅果類，綠黃色蔬菜、豆類、芝麻、海藻類以及海鮮**，更容易合成血清素。

當季的水果有降低體溫的作用，在炎熱的夏夜有望帶來幫助入睡的效果。

此外，受COVID-19疫情影響，睡眠市場比以往都還要活躍。能夠緩解壓力，提升睡眠品質的乳酸菌飲品市場也愈來愈大，似乎是由於整腸效果能讓人早上神清氣爽地起床而受到青睞。也許可以考慮將這些飲品融入日常生活。

※ Hsiao-Han Lin et al., (2011)Effect of Kiwifruit consumption on sleep quality in adults with sleep problems, Asia Pac J Clin Nutr. 20(2): 169 - 74

⑤利用腸道活動來調整自律神經

自律神經的作用會隨著年齡的增長而逐漸衰退。開始衰退的年齡因人而異，但女性大多從四十歲左右，男性則大概是三十歲的時候。自律神經不受個人意志的控制，會不斷運作以維持身體各器官的生命活動。

自律神經分為交感神經和副交感神經兩部分。交感神經的作用是提升身心的活力，相反地，副交感神經是為了休息調養而產生作用。交感神經與副交感神經之間的平衡對健康來說相當重要。然而，隨著年齡增長，副交感神經的作用會逐漸下降，兩者往往會因此失衡。

因此，為了調整自律神經，建議進行腸道活動。**當腸道活躍地蠕動時，副交感神經會占據優勢。**

請務必將發酵食品、膳食纖維和橄欖油納入日常飲食。推薦的發酵食品與膳食纖維有**納豆、泡菜、優酪乳、奇異果、蘋果、菇類以及豆漿等。**

⑥攝取會使身體深處的體溫下降的食物

睡覺時，透過降低深層體溫，讓大腦和身體確實休息是人體的自然機制。為了能夠完全熟睡，確保身體深層體溫順利下降是關鍵所在。

含有甘胺酸的食物具有降低身體深層體溫的效果，例如，蝦子、烏賊、螃蟹等。

此外，**當季的夏季蔬菜也有降低體溫的作用，例如，小黃瓜、番茄、苦瓜、茄子、秋葵和萵苣等。**

⑦利用GABA提高睡眠品質

增加GABA能抑制食慾素的活性，有助於提升睡眠品質，有望帶來降低血壓的效果。

GABA可以從**蔬菜（番茄、羽衣甘藍、甜椒）、水果（哈密瓜、葡萄、香蕉等）、乳酸菌發酵食品（醃漬物、優格）、米、雜糧、青花椰苗，以及可可等**多種食物中攝取。

此外，**綠茶中的美味成分「茶胺酸」也具有提升睡眠品質的作用。**茶胺酸經由血液循環運送至大腦後，會使GABA和甘胺酸增加，抑制正腎上腺素，促進多巴胺分泌。同時，茶胺酸還有望幫助副交感神經占據優勢，提高睡眠品質。

綠茶含有咖啡因，可能會有人擔心其提神作用，但茶胺酸有抑制咖啡因興奮作用的效果，因此一般認為其能有效改善睡眠品質。

⑧採納地中海式飲食

一般認為，地中海式飲食不是以減肥為目的，是一種遵循傳統規定的飲食，有希望降低罹患阿茲海默症的飲食法。

這種飲食法源自於希臘克里特島的傳統飲食文化，具有以下四大特徵。

各位是否覺得這個飲食法，與前面提到能夠控制食慾素活性的飲食方法類似呢？

其實序章中提到的經濟合作暨發展組織（參考五十二頁）的成員國中，睡眠時間排名在前面的國家，有五個就來自地中海地區，分別是土耳其、希臘、西班牙、義大利和法國。這種地中海式飲食，與日本的傳統和食也有許多相似之處。

這種飲食法會控制總攝取熱量以及動物性脂肪攝取量，而且穀物、豆類、蔬菜和魚類的攝取量較高。可以說是一種營養均衡的健康飲食，能有效攝取各種維生素。因此，日本人應該以和食為主，並在此基礎上適量加入橄欖油和乳製品。

地中海式飲食

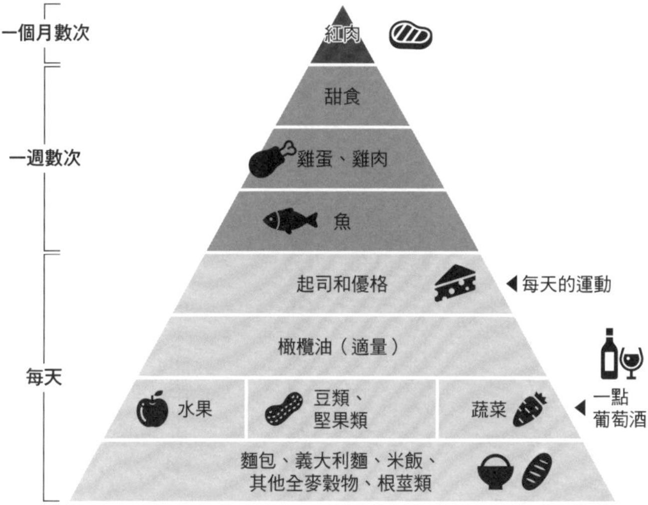

特徵

①無論種類還是分量，每天、一整年都要攝取種類豐富的蔬菜、水果、穀物和豆類。
②大量使用橄欖油。
③每天少量攝取低脂的乳製品。
④動物性脂肪的攝取以魚類為主。

後記

各位是否已經體會到睡眠的重要性了呢？
大家的失眠問題是否找到了根本原因了呢？

「一暝大一吋」、「睡得好的孩子身體健康」。

在電影《懶夫睡漢》上映的時代之前，就已經有許多「諺語」告訴我們睡眠對健康有多重要！

前人早已知道，熟睡習慣能夠維持心、技、體的平衡，提升生活上的工作效率。而且還深知，睡眠是預防各種疾病最強方法。經濟泡沫時期的日本，大家也是拚命工作，盡情玩樂，保持良好的睡眠。

然而，在這個資訊化社會、數位社會手機成癮、焦慮的社會中，我們的寶貴睡眠被奪走了。

我相信，要突破這個封閉、陰沉且的不安時代，靠的就是大家的熟睡習慣。

改變生活習慣，睡眠就會改變，
大腦改變，人生就會改變，
睡眠改變，大腦會改變，
人生改變，世界也會改變。

請養成本書所提到的熟睡習慣，務必努力找回活力！

奧村 步

【作者簡介】
奧村步
腦神經外科醫師，現為「奧村記憶診所」理事長。
畢業於日本岐阜大學醫學部，並在該校完成博士學程。曾前往美國北卡羅來納州的神經科學中心留學，後於岐阜大學附屬醫院擔任神經外科病房的醫長兼任講師。2008年開設「奧村記憶診所」，主攻「健忘門診」，每日有來自全國超過100位患者來看診，至今已診斷超過10萬人次的大腦健康。其專業為失智症與憂鬱症的診療。
活躍於日本神經外科學會（理事）、日本失智症學會（認證專科醫師、指導醫師）、日本憂鬱症學會等多個專業組織。
其著作《ボケない技術》（世界文化社出版）甫一出版就成為暢銷書，針對手機成癮引發的「手機失智症」敲響警鐘。最新著作為《スマホ脳の処方箋》（あさ出版）。
曾受邀出演NHK的《あさイチ》、朝日電視台的《羽鳥慎一晨間秀》等節目。

別再欠下睡眠債！
清理腦內垃圾的「熟睡習慣」

出　　版／楓葉社文化事業有限公司
地　　址／新北市板橋區信義路163巷3號10樓
郵政劃撥／19907596 楓書坊文化出版社
網　　址／www.maplebook.com.tw
電　　話／02-2957-6096
傳　　真／02-2957-6435
作　　者／奧村步
翻　　譯／劉姍珊
責任編輯／黃穫容
內文排版／洪浩剛
港澳經銷／泛華發行代理有限公司
定　　價／380元
初版日期／2025年3月

國家圖書館出版品預行編目資料

別再欠下睡眠債！清理腦內垃圾的「熟睡習慣」/ 奧村步作；劉姍珊譯. -- 初版. -- 新北市：楓葉社文化事業有限公司, 2025.03　面；　公分

ISBN 978-986-370-777-6（平裝）

1. 睡眠 2. 腦部 3. 健康法

411.77　　114000959